Patrick McKeown

ANGST, STRESS UND PANIK WEGATMEN

Bibliografische Information der Deutschen Nationalbibliothek
Die Deutsche Nationalbibliothek verzeichnet diese Publikation in der Deutschen Nationalbibliografie. Detaillierte bibliografische Daten sind im Internet über http://d-nb.de abrufbar.

Für Fragen und Anregungen
info@m-vg.de

Wichtiger Hinweis
Dieses Buch ist für Lernzwecke gedacht. Es stellt keinen Ersatz für eine individuelle medizinische Beratung dar und sollte auch nicht als solcher benutzt werden. Wenn Sie medizinischen Rat einholen wollen, konsultieren Sie bitte einen qualifizierten Arzt. Der Verlag und der Autor haften für keine nachteiligen Auswirkungen, die in einem direkten oder indirekten Zusammenhang mit den Informationen stehen, die in diesem Buch enthalten sind.

2. Auflage 2024

Türkenstraße 89
80799 München
Tel.: 089 651285-0

Redaktion: Doortje Cramer-Scharnagl
Umschlaggestaltung: Marc-Torben Fischer
Umschlagabbildung: shutterstock/Natinka
Fotos: S. 144 Connacht Tribune
Illustrationen: Patrick McKeown außer S. 22 iStock/AkaratPhasura, S. 24 iStock/ttsz, S. 26, 29 iStock/-VICTOR-, S. 57 iStock/bsd555
Satz: Satzwerk Huber, Germering
Druck: GGP Media GmbH, Pößneck
Printed in Germany

ISBN Print 978-3-7423-1098-9
ISBN E-Book (PDF) 978-3-7453-0737-5
ISBN E-Book (EPUB, Mobi) 978-3-7453-0738-2

Patrick McKeown

ANGST, STRESS UND PANIK WEGATMEN

Die Sauerstoffversorgung des Gehirns verbessern und Ängste, Depressionen und Panikattacken für immer loswerden

riva

Inhalt

Vorwort

Dieses Buch richtet sich an alle Menschen, die sich einen wacheren Geist wünschen und nicht länger im Morast nutzloser Gedanken stecken bleiben wollen. Es zeigt Ihnen, wie Sie binnen drei Wochen die Kontrolle über Ihr Denken verbessern, Ihre Konzentrationsfähigkeit und Energie steigern, an Glück und Lebensfreude gewinnen und das Leben insgesamt mehr wertschätzen können. Dieser unkomplizierte Selbsthilferatgeber kombiniert dabei zwei Ansätze miteinander. Sie kommen zwar aus unterschiedlichen Richtungen, weisen aber auch wesentliche Verbindungen auf.

Bei dem einen geht es um die Korrektur des Atemzugvolumens durch eine Methode, die der ukrainische Arzt Dr. Konstantin Pavlovich Buteyko entwickelt hat und die auch als »Buteyko-Methode« bekannt ist. Bei jedem Menschen, der unter Stress steht, an Angstgefühlen oder Unruhezuständen leidet, von Panikattacken heimgesucht wird oder Depressionen hat, tritt die Gewohnheit der chronischen Überatmung (Hyperventilation) auf. In der Folge verengen sich die Blutgefäße, und das Gewebe und die Organe, insbesondere das Gehirn, werden schlechter mit Sauerstoff versorgt. Die Buteyko-Methode ist ein sehr einfach umzusetzendes Verfahren zur Verbesserung der Sauerstoffversorgung im Gehirn, durch das sich die Erregbarkeit der Gehirnzellen regulieren lässt.

Der andere Aspekt befasst sich mit der Wahrnehmung unserer geistigen Aktivität, der Natur des Denkens und der Frage, wie man aus dem Gedankenkarussell aussteigen kann. Das ist ganz wesentlich, um unseren Geist zu verstehen und ihn kontrollieren zu können.

Wir betrachten den Verstand als wichtigste Fähigkeit der Spezies Mensch; dennoch haben die meisten Menschen nur ein sehr geringes Maß an wirklicher Kontrolle über ihren Geist, während dieser von einem Gedanken zum nächsten rast. Übersteigerte Geistesaktivität, Stress,

Depressionen und Ängste sind nichts anderes als die Abwesenheit einer solchen Kontrolle. Wie viel Kontrolle haben Sie über Ihren Geist? Wie lange schaffen Sie es, bewusst mit dem Denken einzuhalten?

Ein ruhiger Geist ist ein kontrollierter Geist. Sie können sich tatsächlich selbst dafür entscheiden zu denken oder nicht zu denken. Dann verlieren Sie sich nicht mehr in überflüssigen Gedankengängen, sondern wissen die meiste Zeit über, mit welchen Gedanken Ihr Geist befasst ist.

Wenn wir keine Kontrolle über unseren Geist haben, dann haben wir – gar nichts. Die Kontrolle über unseren Geist ist die eine wesentliche Fähigkeit von uns, die über unsere Lebensqualität hier auf Erden bestimmt. Dennoch widmen ihr unsere Bildungseinrichtungen, unsere religiösen und medizinischen Institutionen herzlich wenig Aufmerksamkeit. Ist das nicht verrückt?

Wenn Sie die Möglichkeit hätten, einen Blick in den Geist anderer Menschen zu werfen, würden Sie sehen, dass dort der gleiche Tumult herrscht wie im Inneren Ihres eigenen Kopfes. Hinter der makellosen Fassade verbergen sich Zukunftsängste und die Trauer um Vergangenes. Unter der Oberfläche wiederholen sich die Gedanken in rasender Geschwindigkeit. Das Ganze hat vielleicht noch nicht ein solches Ausmaß wie bei depressiven Menschen erreicht, aber es lassen sich durchaus gemeinsame Merkmale feststellen. Genau genommen sind wir alle nicht weit von psychischen Problemen entfernt und es fehlen nur einige wenige belastende Ereignisse bis dahin. Treffen mehrere solcher Ereignisse zusammen, fordert das von jedem von uns seinen Tribut – es sei denn, natürlich, wir verfügen über ein grundlegendes Verständnis für unsere Denkprozesse und sind dazu in der Lage, unser Gehirn ausreichend mit Sauerstoff zu versorgen.

In unserer hoch entwickelten westlichen Welt, in der wir die Intelligenz so hoch schätzen und psychische Probleme so stark stigmatisieren, haben gesunde Menschen, die Phasen der Schmermut oder Depression durchlaufen, nur wenige Möglichkeiten, Hilfe zu suchen. Solche Prozesse frühzeitig anzugehen ist jedoch der Schlüssel dazu, sie umzukehren.

Mein Interesse für diese Bereiche ist darauf zurückzuführen, dass ich viele Jahre lang sowohl an Asthma als auch an quälend kreisenden Gedanken litt. Ich habe die Buteyko-Methode dazu genutzt, mein Asthma zu behandeln, und durch die Verbesserung meiner Achtsamkeit auch das Gedankenkreisen in den Griff bekommen. Tausende von Menschen mit Asthma und anderen Beschwerden haben meine Kurse in Irland und anderen Ländern besucht. Teilnehmer, die mit Panikattacken, Depressionen, Überlastung oder Angstzuständen zu mir kamen, berichten von sehr guten Resultaten – das war der Anstoß für dieses Buch.

Dieses Buch ist auch für Menschen, die mit Konzentrationsproblemen, Bewusstseinstrübungen oder depressiven Verstimmungen zu kämpfen haben, gut lesbar. Der Inhalt ist nicht weiter kompliziert, und durch beständige Wiederholung kann jede Leserin und jeder Leser die Anleitungen ganz einfach für sich nutzen.

1
Wovon hängt Ihr Glück ab?

Psychologen schätzen, dass wir jeden Tag 60 000 Gedanken denken. 95 Prozent dieser Gedanken wiederholen sich immer wieder und sind nutzlos. In Unkenntnis der Inhalte unseres eigenen Geistes sind wir diesem buchstäblich ausgeliefert.

Gewohnheitsmäßiges Grübeln und, noch entscheidender, der Mangel an Bewusstsein für das, was sich in unserem Geist abspielt, sind das Ergebnis dieser Disposition des menschlichen Geistes. Der jeweils individuelle Inhalt ist geprägt durch die Erfahrungen, die wir in der Vergangenheit gemacht haben, durch unsere Erziehung und durch gesellschaftliche und soziale Einflüsse. Aufrechterhalten wird er durch ständige Wiederholung.

In der westlichen Welt gilt Denken grundsätzlich als etwas Gutes, während Nichtdenken als ein Zeichen von Faulheit oder Stumpfsinn angesehen wird. Wir hören oft von »brillanten Denkern«, die umwälzende Entdeckungen gemacht haben oder denen tiefgründige Einsichten zuteilwurden. Doch um die Wahrheit zu sagen: Derartige Aha-Erlebnisse kommen meist nicht durch Nachdenken zustande, sondern wenn das Denken zum Stillstand kommt.

Unser Bildungssystem lehrt uns, wie wir denken sollen. In Schule und Universität wird der Geist ausgebildet und zu einem ausgezeichneten analytischen Werkzeug geformt. Wir betrachten Denken als Lösung für alle Lebenslagen. Wenn wir ein Problem haben, dann glauben wir, dass die Chancen, es zu lösen, steigen, je mehr wir darüber nachdenken. Als Kinder haben wir nicht auf diese Weise nachgedacht. Dieses Nachdenken ist eine erlernte Gewohnheit, die wir im Laufe der Zeit entwickelt haben.

Sollten Sie der Auffassung sein, dass es gut ist, viel nachzudenken, dann sehen Sie sich an, unter welchem Druck Menschen stehen, die ihr Geist mit ständigen Grübeleien quält. Ich sehe in der Einkaufsstraße von Galway oft einen Mann, dem das so zusetzt, dass er alles, was ihm in den Kopf kommt, laut auf der Straße ausspricht. Sein Geist hat komplett die Herrschaft über ihn übernommen. Das Gewicht seiner Gedanken drückt ihn buchstäblich zu Boden. Er ist depressiv.

Vielen von uns geht es ähnlich wie diesem Mann, nur dass wir unsere Gedanken nicht laut aussprechen. Stattdessen rattert in unserem Kopf ständig ein inneres Gespräch. Wir grübeln tagein, tagaus über dasselbe, ohne Unterlass und ohne dadurch wirklich etwas zu klären. Wenn Sie Ihre eigenen Gedanken einmal eingehender beobachten, dann werden Sie zweifellos zu dem Schluss kommen, dass der menschliche Geist in der westlichen Welt wirklich übergeschnappt sein muss.

In praktischen Zusammenhängen über etwas nachzudenken, ist eine gute Sache und erfüllt eine wichtige Funktion. Allerdings geht es bei einem Großteil unserer Grübeleien um keine solchen praktischen Zwecke. Den Großteil unserer Gedanken verwenden wir auf sinnlose, sich endlos wiederholende Sorgen und Ängste.

Wenn es Ihnen gelingen würde, dieses Gedankenkreisen um 50 Prozent zu reduzieren, könnten Sie sich glücklich schätzen. Könnten Sie das nutzlose, anhaltende Grübeln ganz einstellen, würden Sie ein Leben in Glückseligkeit führen.

Um es in aller Deutlichkeit zu sagen: Grübeln macht Sie unglücklich. Eine geringere gedankliche Aktivität hingegen erhöht die Zufriedenheit. Grübeln ist im Grunde eine Krankheit.

Sie oder Ihr Geist – wer hat die Kontrolle?

Das menschliche Denken hat vor einigen Zehntausend Jahren seinen Anfang genommen. Es ist mit Abstand die wichtigste Funktion, die unsere Fähigkeiten von denen der Tiere unterscheidet.

In praktischer Hinsicht ist Denken wie gesagt ausgesprochen nützlich. Wir brauchen es, um Auto zu fahren, Entscheidungen zu treffen, Strategien festzulegen, Veranstaltungen zu planen oder mit spezifischen Situationen zurechtzukommen. Wenn Sie vorhaben, einkaufen zu gehen, dann denken Sie darüber nach, welche Lebensmittel in Ihrem Vorratsschrank fehlen. Wenn Sie Flugreisen organisieren, dann machen Sie sich Gedanken über den Terminrahmen, den Preis und die Route. Wenn Sie einen Brief schreiben, dann denken Sie zunächst darüber nach, was Sie mitteilen möchten. Wenn Sie zur Tankstelle fahren, dann denken Sie darüber nach, welche Zapfsäule Sie ansteuern und welche Summe Sie ausgeben möchten. Wenn Sie eine Lieferfirma kontaktieren, überlegen Sie sich vorher, was Sie brauchen, in welchen Mengen, zu welchem Preis und zu welchem Lieferdatum. Wenn Ihnen jemand zu viel berechnet hat, entscheiden Sie, was Sie ihm sagen möchten, und tun es. Nachdenken ist, wenn es wie in diesen Beispielen für praktische Zwecke genutzt wird, eine wunderbare Sache – unerlässlich und produktiv.

Allerdings setzen wir 95 Prozent unserer Gedanken nicht ein, um mit einer ganz konkreten, praktischen Situation zurechtzukommen. Die meisten unserer Gedanken sind unnötig und repetitiv. Sie können das an sich selbst feststellen, wenn Sie ihre geistigen Aktivitäten aufmerksam beobachten.

Eine typische Situation, die viele kennen: Sie schlendern durch einen wunderbar ruhigen Park, und anstatt die Sonne zu genießen, die Ihren Rücken wärmt, den Anblick der Blumen zu genießen und den spielenden Kindern zuzuhören, ist Ihre Aufmerksamkeit vollkommen davon in Anspruch genommen, was Sie Ihrem Nachbarn zurückgeben, der Ihnen gestern eine Standpauke gehalten hat. Diese Art von Nachdenken ist die reinste Folter. Sie trägt nichts zur Verbesserung Ihrer Situation bei; sie hilft Ihnen nicht im Geringsten. Ganz im Gegenteil: Wenn Sie unablässig auf diese Weise grübeln, kann Sie das in die Depression treiben.

Und nicht nur, dass Sie sich auf diese Art selbst verrückt machen: Sie versäumen außerdem all die wunderbaren Dinge, die das Leben für Sie bereithält.

Den Geist beruhigen

Unabhängig davon, wie schnell sich das Gedankenkarussell bereits dreht, hat jeder die Fähigkeit, wieder selbst die Kontrolle über seinen Geist zu übernehmen. Das mentale Getöse hat sich wie eine Hülle über den ruhigen, unbewegten Geist gelegt. Alles, was dazu beiträgt, Ihren Geist zu »entstören«, wird die ursprüngliche Ruhe wieder an die Oberfläche treten lassen.

Es liegt an Ihnen, ob Sie das Gedankenkarussell weiter durch Ihren Kopf kreisen lassen und mit den Konsequenzen leben oder ob Sie lernen, sich wie ein kundiger Gärtner der Pflege Ihres Geistes zu widmen, der das Unkraut ausreißt, damit die Blumen gedeihen können. Bei einem Gärtner, der schläft und unaufmerksam ist, wird das Unkraut bald zu einem undurchdringlichen Dschungel herangewachsen sein. Ein guter Gärtner ist wach und aufmerksam. Er weiß in jedem Moment genau darüber Bescheid, was vor sich geht, hat ein wachsames Auge auf sein Land und entfernt Unkräuter bereits, wenn sie ihre ersten Triebe hervorstrecken.

Seien Sie Ihrem Geist ein guter Gärtner. In einem Geist, der sorgsam beobachtet wird, können Ängste und Depressionen keine Wurzeln schlagen; beide finden nur einen Nährboden, wo das notwendige Bewusstsein fehlt.

Ein ruhiger Geist befähigt uns dazu, ganz anders mit dem Leben in Beziehung zu treten und unser Leben wirklich zu leben, anstatt unsere Aufmerksamkeit an nutzlose Grübeleien zu verschwenden. Wenn unser Geist ruhig ist, vergeuden wir nicht länger so viel von unserer Energie auf irgendwelchen schädlichen Unsinn und können uns stattdessen mit verbesserter Konzentration den Dingen widmen, die uns wirklich wichtig sind. Obwohl es im Grunde ganz einfach ist, wieder die Kontrolle über seinen Geist zu übernehmen, sind dafür Aufmerksamkeit und Sorgfalt notwendig.

Wünschen Sie sich ein Leben ohne Sorgen und Unzufriedenheit? Im folgenden Kapitel stelle ich Ihnen einfache Atem- und Achtsamkeitsübungen zur Selbsthilfe vor, mit denen sich die physiologischen und psychologischen Aspekte von Depressionen, Angstzuständen und Stress behandeln lassen.

2
Die Buteyko-Methode

Die Buteyko-Methode wurde in den 1950er-Jahren in der damaligen Sowjetunion von dem Arzt Konstantin Buteyko entwickelt. Seine Methode wurde von Hunderttausenden Menschen praktiziert, um Probleme und Krankheiten wie Asthma, Schnarchen, Schlafapnoe, Schlaflosigkeit, hohen Blutdruck, Ängste, Stress, Panikattacken und Depressionen zu behandeln.

Als junger Arzt verbrachte Buteyko viele Monate an den Krankenbetten seiner Patienten und beobachtete ihren Gesundheitszustand. Er stellte fest, dass jeder von ihnen begann, schwerer zu atmen, sobald sich sein gesundheitlicher Zustand verschlechterte. Mit Fortschreiten der Krankheiten verstärkten sich die Atembewegungen von Brust und Bauch; der Atem wurde deutlicher hörbar, beschleunigte sich, sie seufzten häufiger und atmeten durch den Mund. Mit der Zeit lernte er, den Beginn des Sterbeprozesses allein anhand der Beobachtung ihres Atems vorherzusagen.

Das warf für Buteyko eine fundamentale Frage auf: War es die Krankheit, die zu der schweren Atmung beitrug, oder wirkte sich die schwere Atmung auf den Gesundheitszustand aus?

Zu diesem Zeitpunkt litt Buteyko unter sehr hohem Blutdruck, und seine Werte verschlechterten sich zusehends. Er begann, mit seiner Atmung zu experimentieren, indem er ruhiger und reduzierter atmete. Binnen Kurzem verschwanden die Schmerzen, die ihn über Monate geplagt hatten.

In den darauffolgenden Jahrzehnten forschte Buteyko sehr intensiv zu diesem Thema und unterhielt ein eigenes Labor, um seine Erkenntnisse voranzubringen. 1990 wurde seine Methode auch im Westen aufgegriffen und wird heute in vielen Ländern gelehrt.

Die Atmung, diese Grundbedingung für das Leben, muss bestimmte Bedingungen erfüllen: Bereits kurz andauerndes heftiges Überatmen kann sehr gesundheitsgefährdend sein. Daher ist es nahe liegend, dass zwar weniger ausgeprägtes, aber dennoch übermäßiges Atmen über einen langen Zeitraum ebenfalls negative Auswirkungen auf die Gesundheit hat.

Das gesunde Atemzugvolumen

Bei normaler Atmung machen wir pro Minute zehn bis zwölf Atemzüge. Jeder Atemzug hat ein ungefähres Volumen von einem halben Liter. Das entspricht einem gesunden Atemzugvolumen von fünf bis sechs Litern Luft pro Minute – so wird es in jedem medizinischen Lehrbuch beschrieben. Die normale, gesunde Atmung ist ruhig, leise, entspannt, regelmäßig und von wenig Bewegung begleitet.

Menschen, die an Ängsten und Depressionen leiden, weisen ein Atemzugvolumen auf, das diesen gesunden Umfang übersteigt. Zum Beispiel nimmt eine durchschnittlich große Person mit Angstzuständen 15 bis 20 Atemzüge pro Minute und mit jedem Atemzug mehr als den normalen halben Liter Luft auf. Zudem ist ihre Atmung häufig von Seufzern unterbrochen. Wenn wir davon ausgehen, dass jeder Atemzug ein Volumen von 700 Millilitern hat, hat die Person ein durchschnittliches Atemzugvolumen zehn bis 15 Litern Luft pro Minute. Übertragen auf die Ernährung entspräche das sechs bis neun Mahlzeiten am Tag!

Chronische Überatmung

Chronisches Überatmen oder Hyperventilation bedeutet, dass wir gewohnheitsmäßig mehr Luft aufnehmen, als unser Körper benötigt. Das ist in vielerlei Hinsicht ähnlich wie bei Menschen, die sich angewöhnen, übermäßig zu essen.

Wenn wir über einen Zeitabschnitt von 24 Stunden mehr atmen, als unser Körper braucht, etabliert sich diese Gewohnheit. Dr. Stephen Demeter bestätigt das mit seiner Aussage: »Länger andauernde Hyperventilation (für mehr als 24 Stunden) scheint das Gehirn zu sensibilisieren und zum Fortdauern der Hyperventilation zu führen.«[1]

Durch welche Faktoren erhöht sich das Atemzugvolumen?

Die Verstärkung der Atmung ist eine Folge unseres modernen Lebens. Eine ganze Reihe von Faktoren tragen zur Überatmung bei, darunter starke Emotionen, Zeitnot, Druck, Ärger, Stress, Ängste, übermäßiges Essen, industriell verarbeitete Lebensmittel, der Irrglaube, dass es gut sei, tiefe Atemzüge zu nehmen, Bewegungsmangel, vermehrtes Sprechen und hohe Temperaturen in Wohnräumen.

Anzeichen für gewohnheitsmäßige Überatmung

Vielleicht gehen Sie davon aus, dass Sie nicht hyperventilieren. Bei den meisten Menschen tritt Überatmung jedoch sehr subtil auf. Sie läuft im Hintergrund ab, sodass sie oft unbemerkt bleibt. Zu den typischen Merkmalen, mit denen Patienten in meine Praxen kommen, gehören:

- Mundatmung
- Hörbares Atmen in Ruhephasen
- Regelmäßiges Seufzen
- Kurzes, schnelles Schnaufen durch die Nase

- Unregelmäßiger Atem
- Atemunterbrechungen (Apnoen)
- Tiefes Einatmen vor dem Sprechen
- Tiefes Gähnen
- Bewegungen der oberen Brustregion beim Atmen
- Schulterbewegungen beim Atmen
- Sonstige auffällige Atembewegungen
- Anstrengung beim Atmen
- Schweres Atmen bei Nacht

Wie viele dieser Merkmale treffen auf Sie zu? Seufzen Sie häufig? Atmen Sie durch den Mund? Wachen Sie morgens mit trockenem Mund auf? Beschleunigt sich Ihr Atmen oder wird er unregelmäßig, wenn Sie gestresst sind?

Später in diesem Buch erkläre ich Ihnen, wie Sie die Qualität Ihrer Atmung mit einem einfachen Atemanhaltetest, den Dr. Buteyko entwickelt hat, selbst überprüfen können; dazu messen wir die sogenannte Kontrollpause (KP), also die Atemanhaltezeit.

Wie wichtig eine effiziente Atmung ist, wird deutlich, wenn Sie sich klarmachen, dass die Sauerstoffmenge, mit der Gewebe und Organe versorgt werden, abnimmt, wenn wir zu viel Luft über unsere Lungen aufnehmen.

Überatmung hat einen nachteiligen Effekt auf zwei Gase, die grundlegend für die Sauerstoffversorgung unseres Körpers sind: Stickstoffmonoxid und Kohlendioxid. 1991 wurde Stickstoffmonoxid (NO) in der Ausatemluft nachgewiesen und daraufhin einsetzende intensive Forschungsanstrengungen brachten zutage, dass die Produktion des Gases sowohl in den Blutgefäßen als auch in den Nasennebenhöhlen stattfindet. Wenn wir durch die Nase einatmen, werden große Mengen an NO innerhalb der nasalen Atemwege freigesetzt. Das NO folgt dem Luftstrom zu den Lungen und hilft dort, die Blutgefäße zu weiten. Auf diese Weise steigert es die Sauerstoffaufnahme ins Blut. Wenn wir langsam und sanft durch die Nase einatmen, ermöglichen wir unserem Körper, die positiven Effekte des Stickstoffmonoxids aus der Nase zu nutzen, während dieses außergewöhnliche Gas bei der Mundatmung nicht zu den Lungen transportiert und damit nutzlos wird.

Kohlendioxid (CO_2) ist eine weitere lebenswichtige Komponente einer gesunden Atmung und der Sauerstoffversorgung des Körpers. CO_2 ist ein Stoffwechselprodukt: Es wird bei der Umwandlung von Nahrung und Sauerstoff in Energie gebildet und zu den Lungen transportiert, über die der Überschuss dann wieder ausgeatmet wird. Es ist allerdings ausgesprochen wichtig, dass der Körper einen bestimmten Anteil des Kohlendioxids zurückbehält. Wenn wir zu heftig atmen, befördern wir zu viel Kohlendioxid aus unserem Körper; das führt zu einem Ungleichgewicht der Blutgase. Kohlendioxid ist mehr als ein Abfallprodukt – es ist unentbehrlich, um die ordnungsgemäße Sauerstoffversorgung des Körpers zu gewährleisten.

Kohlendioxid

Kohlendioxid beziehungsweise CO_2 ist ein Gas, das als ein Endprodukt unserer Stoffwechselprozesse entsteht. Die menschlichen Lungen brauchen fünf Prozent CO_2 beziehungsweise einen CO_2-Partialdruck von 40 mmHg. Wenn wir mehr atmen als nötig, dann wird zu viel CO_2 ausgeatmet. Ein übermäßiger Verlust von CO_2 aus den Lungen führt zu einem niedrigeren CO_2-Anteil im Blut, im Gewebe und in den Zellen.

Die Freigabe von Sauerstoff aus den roten Blutkörperchen hängt vom sogenannten Kohlendioxid-Partialdruck ab, also dem Kohlendioxidanteil in den Lungen beziehungsweise im arteriellen Blut. Bei Überatmung wird zu viel Kohlendioxid aus dem Körper transportiert. Dieser Mangel an Kohlendioxid führt dazu, dass der Sauerstoff am Hämoglobin (das ist der Blutfarbstoff in den roten Blutkörperchen) »kleben bleibt«. Er kann nicht mehr ausreichend an die Gewebe und Organe abgegeben werden. Dieser Zusammenhang wurde 1904 entdeckt. Er ist als Bohr-Effekt bekannt.

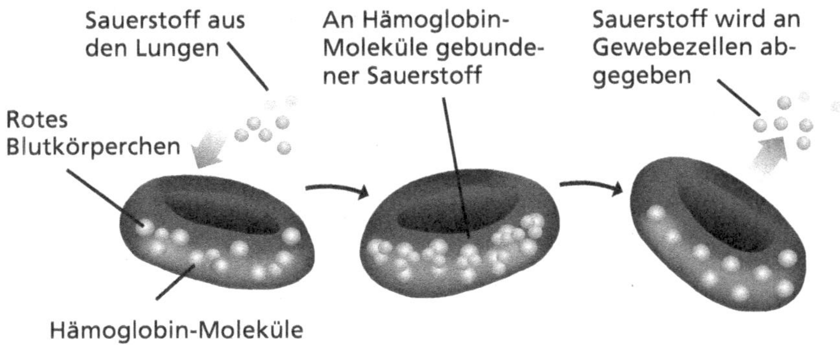

Der Schlüssel zu einem verbesserten Sauerstofftransport innerhalb des Körpers ist, leicht oder sogar über kurze Zeitspannen hinweg etwas »zu wenig« zu atmen. Wenn wir etwas weniger als gewohnt atmen, dann sammelt sich in der einströmenden Luft eine höhere Konzentration von Stickstoffmonoxid aus der Nase, und der Kohlendioxidanteil im Blut steigt. Das wiederum öffnet die Atemwege und die Blutgefäße und steigert den Sauerstoffeintrag.

Möglicherweise sind Sie bestürzt, wenn Sie feststellen, dass die Ursache Ihres Stresses, Ihrer Ängste, Panikattacken und Depressionen sehr wahrscheinlich übermäßiges Atmen ist. Wie oft haben uns wohlmeinenden Yogalehrer, Pilatestrainer, Ärzte und Stressberater gesagt, wir sollen tiefe Atemzüge nehmen – und jetzt sollen wir auf einmal genau das Gegenteil tun? Tatsächlich: Entgegen dem verbreiteten Glauben erzielt man mit tiefen Atemzügen keine positiven Effekte, da sie ja vor allem zur Überatmung führen und somit die Stickstoffmonoxid- und Kohlendioxidwerte senken.

Es mag sich vielleicht gut anfühlen, einen tiefen Zug frischer Luft in die Lungen zu saugen, aber das liegt vor allem an der Dehnung und der daraus resultierenden Entspannung der Atemmuskulatur, die damit einhergeht. Das tiefe Einatmen an sich steigert den Sauerstoffanteil in Ihrem Blut nicht. Der Grund dafür ist, dass die Sauerstoffsättigung des Blutes fast schon durch die normale Atmung erreicht ist. Sie liegt im Ruhezustand bei um die 97 bis 98 Prozent, wenn der Atem leicht und kaum wahrnehmbar fließt. Und für den Fall, dass Sie jetzt einwenden, dass da ja noch Platz nach oben ist: Sie müssen sich bewusst machen, dass die ganze Zeit über Sauerstoff vom Blut zu den Zellen wandert, sodass eine hundertprozentige Sättigung schlicht nicht notwendig ist. Genau genommen atmen Sie unter normalen Umständen bei einem gesunden Atemzugvolumen von vier bis fünf Litern pro Minute sogar 75 Prozent des aufgenommenen Sauerstoffs wieder aus. Selbst bei intensiven Trainingseinheiten atmen wir Schätzungen zufolge 25 Prozent des aufgenommenen Sauerstoffs wieder aus – ein klares Zeichen, dass wir über mehr als genug Sauerstoff verfügen, um den Bedarf unseres Körpers zu stillen.

Der Bohr-Effekt einfach erklärt

Gesunde Menschen haben einen leichten, kaum wahrnehmbaren Atem. Im Ruhezustand werden Sie ihre Atmung weder hören noch sehen. Ruhiges Atmen stellt sicher, dass ein optimaler CO_2-Partialdruck in der Lunge, im Blut, im Gewebe und den Zellen herrscht. Die Sauerstofffreisetzung aus dem Blut ist abhängig von diesem regulären Vorhandensein von Kohlendioxid.

Überatmung führt dazu, dass zu viel Kohlendioxid aus den Lungen, dem Blut, dem Gewebe und den Zellen abgegeben wird. Das hat zur Folge, dass weniger Sauerstoff aus Ihrem Blut in Ihre Gewebe und Ihre Organe abgegeben wird. Je mehr Sie atmen, desto stärker wird der Sauerstoffmangel in Ihrem Körper.

Mundatmung, häufiges Seufzen und Schnauben, deutlich wahrnehmbares Atmen, hörbares Atmen im Ruhezustand sind Anzeichen dafür, dass Sie Ihren Körper im Hinblick auf die Sauerstoffversorgung regelrecht aushungern. Auch wenn Sie nur eine kurze Atemkontrollpause schaffen, ist dies ein Hinweis – doch dazu kommen wir später. Von dieser Mangelversorgung ist auch ihr Gehirn betroffen. Und das trägt zur Entstehung von Ängsten, Depressionen und Stress bei.

Erweiterung der Blutgefäße und Atemwege

Kohlendioxid entspannt die glatte Muskulatur, welche die Atemwege, die Arterien und die Kapillaren (die feinsten Verästelungen unseres Gefäßsystems) umgibt. Bei einem normalen Atemzugvolumen von fünf Litern Luft pro Minute beträgt der Kohlendioxid-Partialdruck 40 mmHg. Jeder Rückgang des arteriellen CO_2-Partialdrucks um 1 mmHg verringert den Blutfluss zum Gehirn um zwei Prozent.[2] In anderen Worten: Die Sauerstoffversorgung Ihres Gehirns nimmt drastisch ab, wenn Sie heftig atmen.

Je stärker Sie atmen, desto größer werden Ihre mit der Hyperventilation oder Überatmung zusammenhängenden Probleme. Ist Ihnen schon einmal aufgefallen, wie eigenartig hohl und benebelt sich der Kopf anführt, nachdem man einige Male tief eingeatmet hat? Oder dass Sie morgens sehr müde sind, nachdem Sie die ganze Nacht über durch den Mund geatmet haben? Wie erschöpft fühlen Sie sich, wenn Sie den Tag über viel geredet haben? Kennen Sie das, dass Ihr Atem sich beschleunigt, wenn Sie gestresst sind, dass es dann zu mentalen Blockaden kommt und Sie Schwierigkeiten haben, sinnvolle Entscheidungen zu treffen? Das liegt daran, dass schweres Atmen Ängste und Stress fördert.

Je ruhiger und unmerklicher Sie atmen, desto mehr erweitern sich Ihre Blutgefäße. Das ermöglicht eine bessere Durchblutung und Sauerstoffversorgung des ganzen Körpers, einschließlich des Gehirns. Daher: Atmen Sie weniger, um die Sauerstoffversorgung Ihres Gehirns zu verbessern.

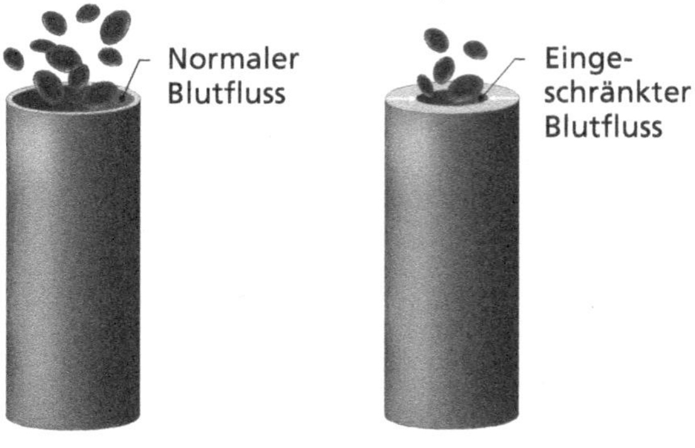

Überatmung verursacht Depressionen, Stress und Angstzustände

Ein niedrigerer Kohlendioxidgehalt im Blut verursacht eine Verengung der Halsschlagadern, also der großen, hauptsächlich für die Blutversorgung des Gehirns zuständigen Gefäße. Der Grad dieser Verengung hängt zwar von der erblichen Veranlagung ab, aber verschiedene Untersuchungen haben geschätzt, dass er bei Personen mit Angstzuständen und Panikattacken bei 50 Prozent liegt.[3]

Andere Forscher konnten nachweisen, dass CO_2 die Erregbarkeit der Großhirnrinde vermindert.[4] In dem Buch *Wieder natürlich atmen* von Artour Rakhimov heißt es: »Überatmen führt aufgrund der reduzierten CO_2-Konzentration zu einer abnormalen Erregung des menschlichen Gehirns. In der Folge gerät das Gehirn beim Auftreten spontaner und asynchroner (›selbstgenerierter‹) Gedanken buchstäblich außer Kontrolle.« Ausdrücklich steht in der Zusammenfassung einer dieser Studien, dass »das Gehirn durch die Regulation der Atmung seine eigene Erregbarkeit steuert.«[5]

Der Psychologe Dr. Robert Fried legt dar, dass »das erste Stadium chronischer Hypoxie (unzureichende Sauerstoffversorgung), das wiederholt bei chronischer Hyperventilation festgestellt wurde, sich durch Niedergeschlagenheit und einen Rückgang der Aktivität bemerkbar macht.«[6]

Der bereits verstorbene Dr. Claude Lum merkte an, dass »Hyperventilation mit einer Reihe bizarrer und oft scheinbar nicht miteinander in Verbindung stehender Symptome einhergeht, von denen jeder Teil des Körpers betroffen sein kann, jedes Organ und jedes körperliche System.«[7] Er sprach im Zusammenhang mit chronischer Hyperventilation zudem vom »Phänomen der dicken Krankenakte«, da die Betroffenen bei der Suche nach Linderung ihrer vielfältigen Symptome oft von einem Arzt zum nächsten ziehen. Dennoch wird vielen Patienten, da die chronische Hyperventilation in den meisten Fällen übersehen wird, nach einer Reihe von Untersuchungen gesagt, ihnen fehle nichts – was ihre Krankenakte wie auch ihre Ängste nur noch weiter wachsen lässt.

Um es in den Worten des verstorbenen Professors Buteyko zu sagen: »Wenn der Organismus zu viel Kohlendioxid ausstößt, ziehen sich Bronchien, Blutgefäße, Eingeweide et cetera krampfartig zusammen. Das vermindert die Sauerstoffzufuhr, was wiederum zu Sauerstoffmangel führt und die Atmung schwerer werden lässt. Auf diese Weise beginnt ein Teufelskreis.«

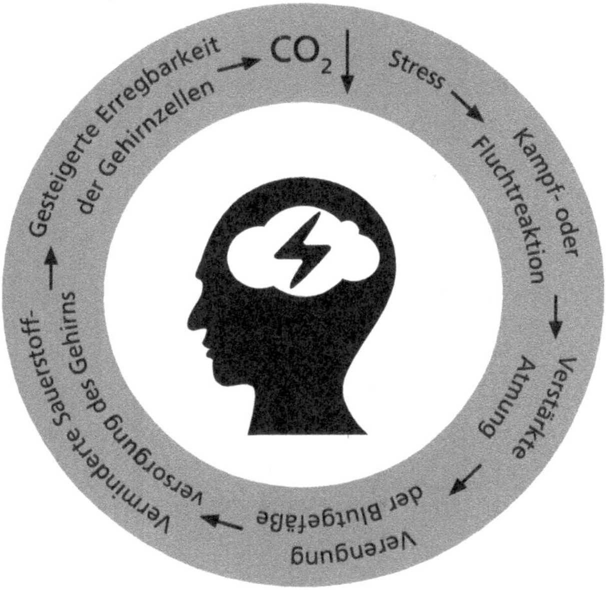

Symptome der Hyperventilation

Wie viele der folgenden Symptome haben Sie?

- Neurologische Beschwerden: Benommenheit, Konzentrationsprobleme, Gedächtnisstörungen, Mattigkeit, Kopfschmerzen, Ängste, Anspannung, Gedankenkreisen, Taubheit, Kribbeln, Zittern, Depressionen, Unruhe, Gereiztheit, kognitive Leistungseinschränkungen, Panikattacken, Schlafstörungen, das Gefühl von Realitätsverlust, Stress

- Herzprobleme: Herzklopfen, Herzrasen, Schmerzen in der Brustregion, Herzstolpern oder unregelmäßiger Herzschlag
- Atmungssystem: keuchender Atem, Giemen, Atemlosigkeit, Husten, Engegefühl in der Brust, regelmäßiges Gähnen, Schnarchen, Schlafapnoe
- Störungen des Magen-Darm-Traktes: Refluxösophagitis (Rückfluss von Magensäure in die Speiseröhre), Sodbrennen, Aerophagie (Luftschlucken)
- Weitere verbreitete Symptome sind Mundtrockenheit, Müdigkeit, schlechte Träume oder Alpträume, juckende Haut, Schweißausbrüche, Krämpfe, Spasmen, vermehrtes Harnlassen, das sich zum Beispiel in Bettnässen oder häufigen nächtlichen Gängen zur Toilette niederschlägt, Darmträgheit oder Verstopfung, allgemeine Schwächegefühle oder chronische Erschöpfung.

Wenn die Krankenakte wächst

Somatoforme Störungen sind Beschwerden, die nicht oder nicht eindeutig auf eine bestimmte Erkrankung zurückzuführen sind und die mit einer Vielzahl unterschiedlicher Symptome einhergehen. Betroffene werden oft von einem Arzt zum anderen geschickt, ohne dass ihnen wirklich geholfen wird – daher spricht man im Zusammenhang mit somatoformen Störungen auch vom »Syndrom der dicken Krankenakte«.

Dazu ein Erfahrungsbericht meiner Klientin Louise: »Weil ich anfällig für Sorgen und Grübeleien bin, passiert es mir, dass ich mich in meine Symptome hineinsteigere. Ich war zu verschiedenen Zeitpunkten bereits davon überzeugt, dass ich einen Gehirntumor hätte, Multiple Sklerose, eine Herzerkrankung, Darmkrebs und so weiter. Eine Blutuntersuchung nach der anderen wurde gemacht, ein EKG, ich kam in die Röhre – bei keiner Untersuchung kam etwas heraus. Meine Familie, mein Arzt und vermutlich auch viele meiner Freunde und Bekannten denken, ich bin eine Hypochonderin; aber ich wusste, dass irgendetwas wirklich nicht stimmte. Mit meiner Atmung habe ich meine Beschwerden nicht in Verbindung gebracht, daher litt ich weiter an meinen Symptomen. Ich dachte schon, ich werde verrückt. Dieses Buch wird für viele eine Offenbarung sein. Es beruhigt sie vielleicht, wenn sie wissen, dass sie nicht allein sind mit ihren Problemen und absolut nicht verrückt – und dass sie einen Großteil ihrer Symptome in den Griff kriegen können. Sich über die Symptome keine Sorgen zu machen, lässt den Stresslevel sofort sinken und verbessert damit auch die Atmung.«

Stress, Angst und Ärger führen zu Überatmung

Laut dem berühmten US-amerikanischen Physiologen Walter Bradford Cannon aktiviert Stress die sogenannte Kampf-oder-Flucht-Reaktion. Enge Deadlines, finanzieller Druck, Zeitmangel, Eheprobleme, die Belastungen, die mit der Kindererziehung einhergehen, unser hoher Anspruch an uns selbst im Job und viele andere Faktoren tragen dazu bei, dass die Stressbelastung immer höher wird.

Stress sichert das Überleben unserer Spezies

Stress ist eine natürliche Reaktion, die wir im Laufe der Evolution entwickelt haben, um das Überleben unserer Spezies zu gewährleisten. Stress geht immer mit chemischen Veränderungen in unserem Körper in Reaktion auf Umgebungsbedingungen einher. Vor Tausenden von Jahren ging für uns Menschen die größte Gefahr von wilden Tieren aus.

Wenn wir in eine solche Bedrohungssituation gerieten, hatten wir zwei Möglichkeiten, damit umzugehen. Die Erste war, gegen das Tier zu kämpfen. Die Zweite war, vor ihm wegzulaufen, so schnell wir konnten.

Weil uns dabei eine sehr intensive körperliche Aktivität abverlangt wird, verändern sich die Vorgänge in unserem Organismus folgendermaßen:

- Das Atemzugvolumen steigt.
- Der Herzschlag erhöht sich.
- Adrenalin wird in unser System gepumpt.
- Unsere Pupillen weiten sich.
- Das Blut wird von unseren inneren Organen zu unseren Armen und Beinen geleitet.
- Es kann zu Durchfall kommen (das verringert unser Körpergewicht vor der Flucht).
- Im Fall einer Verletzung gerinnt unser Blut.

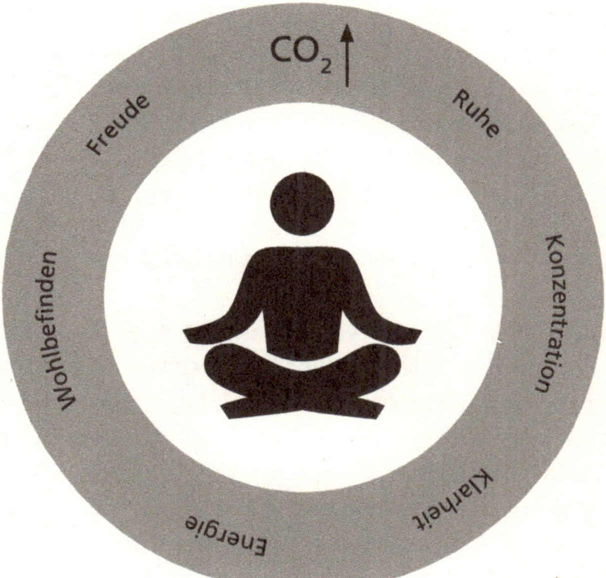

Allerdings haben sich unsere Gesellschaft und unsere Umwelt seither rapide verändert – so schnell konnten unsere Körper sich nicht anpassen. Wir reagieren daher auf die Belastungen des modernen Lebens mit denselben Reaktionen wie schon vor Tausenden von Jahren. Wir hetzen zu einem Meeting und geraten dabei in einen Stau. Unsere Kampf-oder-Flucht-Reaktion wird aktiviert, obwohl das gar nicht nötig ist. Unser Herzschlag erhöht sich, unser Blut wird zur Skelettmuskulatur geleitet, unsere Atmung nimmt zu – wir werden für eine intensive körperliche Aktivität vorbereitet, obwohl wir bewegungslos im Auto sitzen. Das Resultat: Wir fangen innerlich an zu rennen und sitzen äußerlich ruhig da.

Durch das heftige Atmen infolge der Kampf-oder-Flucht-Reaktion wird Kohlendioxid aus unseren Lungen abgeatmet. Das veranlasst die Blutgefäße dazu, sich zusammenzuziehen, was den Blutfluss zum Gehirn reduziert. Darüber hinaus wird aus den Blutkörperchen weniger Sauerstoff freigesetzt – eine Folge des oben beschriebenen Bohr-Effekts. Das wiederum führt dazu, dass unsere Gedankenaktivität zunimmt und unser Denken unkontrolliert abschweift. Mit einer solcherart ungesteuerten gedanklichen Aktivität fühlen wir uns nicht mehr imstande, die Anforderungen unseres Alltags zu bewältigen, was den Stress noch steigert. Ein Teufelskreis hat eingesetzt, in dem der Stress unsere Atmung beschleunigt und das wiederum den Stress steigert.

Wirkungsvolle Gegenmaßnahmen

Die physiologischen Faktoren von Stress und Angst lassen sich nur in den Griff bekommen, indem Sie Ihr Atemzugvolumen normalisieren. Stress veranlasst uns, mehr zu atmen. Daher ist es absolut nicht sinnvoll, tief durchzuatmen, um zur Ruhe zu kommen – das führt nur dazu, dass der Stresszustand aufrechterhalten wird. Das Gegenteil ist erforderlich: eine langsame und ruhige Atmung, die es den Blutgasen und Steuerungssystemen ermöglicht, wieder zum Normalzustand zurückzukehren. Die folgende Liste mit Körperreaktionen bei Stress und im Zustand der Entspannung gibt Ihnen eine Vorstellung davon, wie Sie gut mit Stresssymptomen umgehen können.

Stressaktivierung	Entspannung herstellen
Beschleunigte Atmung	Atmung verlangsamen
Häufigeres Seufzen	Seufzer, wenn möglich, unterdrücken
Atmung im oberen Brustbereich	Bauchatmung
Mundatmung	Nasenatmung
Atmung wird deutlicher wahrnehmbar	Leise, ruhige Atmung
Atmung wird unregelmäßig	Nehmen Sie langsame, sanfte, ruhige, nicht hörbare Atemzüge

Langzeitstress ist sehr kraftraubend und die zentrale Ursache für viele Krankheiten und Beschwerden. Viele meiner Klienten haben ein sehr gesundes Leben geführt, bis sie über einen langen Zeitraum erheblichem Stress ausgesetzt waren. Nach einem halben oder einem ganzen Jahr mit gesteigerter Stressbelastung litten sie an Bluthochdruck, chronischer Müdigkeit oder ihnen wurde sogar Krebs diagnostiziert. Wenn Sie darüber nachdenken, welche Auswirkungen Stress auf die Atmung hat, dann leuchtet uns dieser Zusammenhang ein. Stress beschleunigt unsere Atmung und intensiviert sie, was die Verfügbarkeit der beiden Gase Kohlendioxid und Stickstoffmonoxid aus der Nase herabsetzt. Das schlägt sich in verminderter Durchblutung und Sauerstoffversorgung nieder. Wenn der Körper nicht ausreichend mit Sauerstoff versorgt ist, beginnen sich zahlreiche Krankheiten und gesundheitliche Beschwerden zu manifestieren. Denken Sie daran:

- Je mehr Sie einatmen, desto mehr atmen Sie aus.
- Je mehr Sie ausatmen, desto mehr CO_2 wird aus Ihren Lungen entfernt.
- Wenn CO_2 aus Ihren Lungen entfernt wird, sinkt der CO_2-Partialdruck im Blut, im Gewebe und in den Zellen.

Das Problem: Über Wochen oder Monate andauernder Stress führt zu lang anhaltender Überatmung. Das hat eine Umstellung des Atemzentrums im Gehirn zur Folge, die es dazu veranlasst, einen niedrigeren CO_2-Partialdruck zu tolerieren. Wenn die Chemorezeptoren im Gehirn aber erst einmal so beeinflusst sind, bleibt die veränderte Atemgewohnheit auch dann weiter bestehen, wenn der eigentliche Stress beendet ist.

Ängstliche Menschen konsultieren möglicherweise zahlreiche Psychotherapeuten, Berater, Psychologen und Psychiater, um zur Wurzel ihrer Probleme vorzudringen. Solange jedoch das chronische Überatmen unbehandelt bleibt, werden die Betroffenen kaum Besserung verspüren.

Über den Tag verteilt für kurze Zeitspannen etwas weniger als gewohnt zu atmen ermöglicht es, das Stickstoffmonoxid aus der Nase besser zu nutzen, und normalisiert den CO_2-Partialdruck im Körper. Reduziertes Atmen trägt zu einer verbesserten Sauerstoffzufuhr zum Gehirn bei; dadurch schlafen Sie besser, Sie haben mehr Energie und sind gelassener.

3

Die Praxis der Buteyko-Atmung

Die Buteyko-Methode ist ein effektiver Ansatz, um Atembeschwerden zu beheben. Die Beschreibung der Übungen ist speziell von den Buteyko-Kliniken entwickelt worden. Der Ansatz ist einfach zu erlernen, umzusetzen und in Ihren Lebensalltag einzubauen.

Atemübungen verstehen

Alle Atemübungen in diesem Buch sind von einem Liniendiagramm begleitet. Um dieses Diagramm zu verstehen, müssen Sie folgende Symbole kennen:

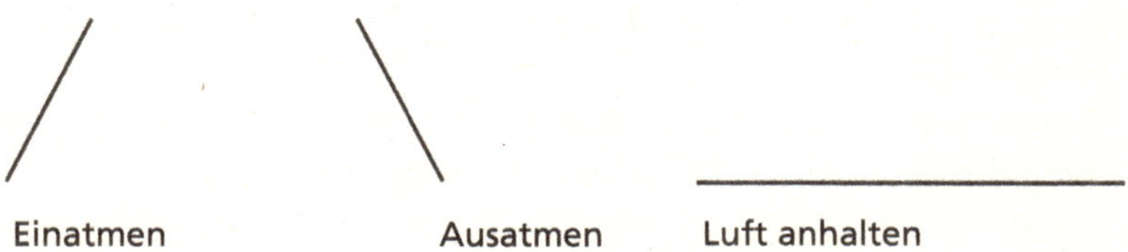

Wichtig: Alle Atemübungen sowie die Kontrollpause (KP), bei der man den Atem anhält, werden nach dem Ausatmen ausgeführt.

Das Atemzugvolumen messen: die Kontrollpause

Um den Umfang Ihres relativen Atemvolumens zu messen, nutzen wir einen einfachen Atemanhaltetest, die sogenannte Kontrollpause (KP) oder auch BOLT (Body-Oxygen-Level-Test). Die Kontrollpause ermöglicht Rückschlüsse auf Ihre Symptome und, was noch wichtiger ist, sie gibt Ihnen ein Feedback über Ihre Fortschritte. Ihre KP gibt an, wie lange Sie den Atem problemlos anhalten können.

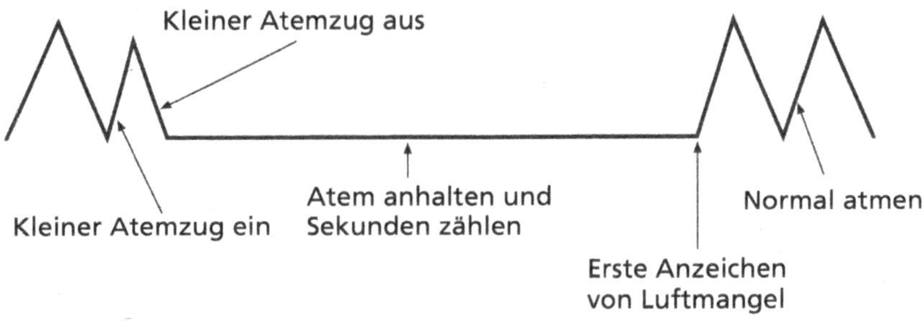

Sie benötigen eine Stoppuhr oder eine Uhr mit Sekundenzeiger.

1. Atmen Sie einen kleinen, unhörbaren Atemzug ein und atmen Sie ebenso ruhig, kurz und leise aus.
2. Halten Sie die Nase mit den Fingern zu, um zu verhindern, dass Luft in die Lunge gelangt.
3. Stoppen Sie die Sekunden, bis Sie die ersten Anzeichen für Lufthunger spüren.
4. Lassen Sie die Nase los und atmen Sie durch die Nase ein. Die Einatmung am Ende des Luftanhaltens sollte nicht länger sein als vor dem Messen.

Wenn Ihre Einatmung am Ende der Messung beeinträchtigt ist, dann haben Sie den Atem zu lange angehalten. Die KP-Wert-Messung war dann ungenau.

Einige Dinge sollen Sie beachten, bevor Sie anfangen:

1. Sie halten die Luft nach einer sanften Ausatmung an.
2. Sie sollten die Luft nur so lange anhalten, bis sie den ersten Drang spüren, wieder zu atmen. Es geht nicht darum zu messen, wie lang Sie die Luft maximal anhalten können!
3. Ihr KP-Wert gibt lediglich Aufschluss über Ihre Atemanhaltezeit. Bei der Kontrollpause handelt es sich nicht um eine Übung zur Verbesserung Ihrer Atmung.

Machen Sie sich immer bewusst, dass es bei der Kontrollpause darum geht, die Luft wirklich nur so lange anzuhalten, bis sie den Drang zu atmen – also Lufthunger – spüren. Wenn Sie am Ende des Atemanhaltens tief einatmen mussten, dann haben Sie die Luft zu lange angehalten.

Was bedeutet der KP-Wert?

Je kürzer die Zeitspanne ist, über die Sie problemlos den Atem anhalten können, desto größer sind Ihr Atemzugvolumen und damit auch Ihre Angstsymptome. Abhängig von der erblichen Veranlagung sind Menschen, die übermäßig atmen, generell stärker durch Stress belastet als Menschen mit normalen Atemmustern. Eine Person mit einem hohen KP-Wert ist weit entspannter und ruhiger als jemand mit einem niedrigen KP-Wert. Menschen mit Panikattacken oder Hyperventilationsanfällen haben ausnahmslos ein sehr großes Atemzugvolumen und damit einen niedrigen KP-Wert. Das Ziel ist ein KP-Wert von 40 Sekunden. Es gibt einige grundlegende Regeln, von denen der Fortschritt abhängt:

- Ihr Wohlbefinden wird sich immer dann merklich verbessern, wenn Ihr KP-Wert um fünf Sekunden steigt. Solange sich Ihr KP-Wert nicht ändert, wird es Ihnen auch nicht besser gehen.
- Pro Woche sollte sich Ihr KP-Wert anfangs um drei bis vier Sekunden verbessern. Später wird der Fortschritt sich verlangsamen.

- Das präziseste Ergebnis erhalten Sie, wenn Sie die Kontrollpause gleich morgens nach dem Aufwachen messen. Das liegt daran, dass Sie Ihre Atmung im Schlaf nicht beeinflussen können. Der Wert basiert also morgens auf dem von Ihrem Atemzentrum »festgelegten« Atemzugvolumen.
- Indem Sie Ihren KP-Wert im Laufe des Tages mehrfach messen, erhalten Sie ein Feedback zu Ihren Symptomen zu verschiedenen Tageszeiten.
- Ihr Ziel ist, über sechs Monate hinweg einen morgendlichen KP-Wert von 40 Sekunden zu erreichen.

Drei Schritte zur Erhöhung des KP-Wertes

Schritt 1: Beobachten Sie Ihre Atmung den Tag über. Um das übermäßige Atmen abzustellen,

- schließen Sie den Mund und atmen Sie durch die Nase.
- hören Sie auf zu seufzen.
- sollte Ihr Atem im Ruhezustand nie zu hören sein.

Schritt 2: Atmen Sie sanft und reduziert. Machen Sie Entspannungsübungen und bringen Sie Ihren Geist zur Ruhe.

Schritt 3: Treiben Sie Sport und atmen Sie dabei korrekt. Körperliche Bewegung ist wichtig, um Ihren KP-Wert von 20 auf 40 Sekunden zu erhöhen. Details dazu werden später in diesem Buch beschrieben.

Schritt 1 ist das Fundament. Wechseln Sie dauerhaft zur Nasenatmung, vermeiden Sie es zu seufzen, seien Sie sich Ihrer Atmung bewusst und achten Sie darauf, dass Sie den ganzen Tag über leise und ruhig atmen. Allein schon regelmäßiges Seufzen reicht aus, um ein chronisches Überatmen aufrechtzuerhalten. Daher ist es wichtig, dass Sie aufhören zu seufzen, indem Sie stattdessen zum Beispiel schlucken oder die Luft anhalten. Ohne ein festes Fundament können Sie keinen angemessenen

Fortschritt machen. Wenn Sie doch einmal seufzen oder tief einatmen, dann halten Sie die Luft anschließend zehn Sekunden lang an, um gegenzusteuern. Mit geschlossenem Mund zu atmen bringt Sie weiter, aber es reicht für sich genommen noch nicht aus. Es ist darüber hinaus notwendig, die Gewohnheit des Überatmens, die Sie über Jahre hinweg entwickelt haben, wieder rückgängig zu machen.

Lebensstil, KP-Wert und Atemzugvolumen

Unser Lebensstil hat sich in den letzten fünf Jahrzehnten gravierend verändert. Das hat Auswirkungen auf unsere Atmung und unsere physische und psychische Gesundheit.

Vor 50 Jahren	**Heute**
Mehr körperliche Aktivität	Wenig Bewegung
Mehr naturbelassene Nahrungsmittel	Mehr industriell verarbeitete Nahrungsmittel
Kaum Überernährung	Gewohnheitsmäßige Überernährung
Niedrigere Temperaturen in Wohnräumen	Höhere Temperaturen in Wohnräumen, wärmere Kleidung
Sprechen vor allem im privaten Umfeld	Sprechen als wichtiger Bestandteil unseres Berufslebens
Weniger Stress, weniger Konkurrenzdruck, eine grünere Umgebung, mehr Natur	Mehr Stress, künstliche und lärmbelastete Umgebung mit viel Beton, Informationsüberflutung
Folgen: gesundes Atemzugvolumen, höherer KP-Wert, Ängste und Depressionen sind wenig verbreitet	**Folgen:** großes Atemzugvolumen, niedrigerer KP-Wert, Ängste und Depressionen sind weit verbreitet

Im Folgenden erläutere ich Ihnen beispielhaft den Zusammenhang zwischen Ihrem Atemzugvolumen und Ihrem KP-Wert. Wenn Ihr KP-Wert steigt, normalisiert sich Ihr Atemzugvolumen. Wenn sich Ihr Atemzugvolumen normalisiert, steigt Ihr KP-Wert.

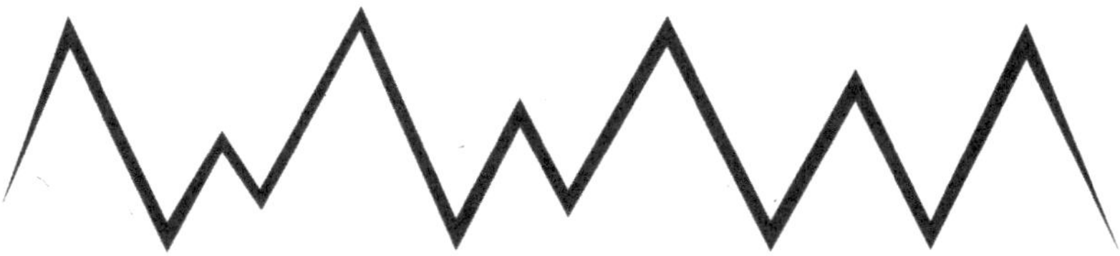

Niedrige KP von bis zu 10 Sekunden

KP-Wert 10 Sekunden: Die Atmung ist geräuschvoll, laut, unregelmäßig, lang, schwer und anstrengend.

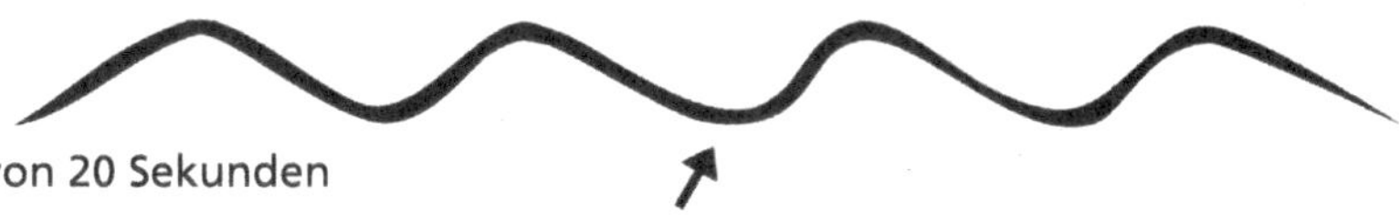

KP von 20 Sekunden

Natürliche Pause von 1 Sekunde

KP-Wert 20 Sekunden: Die Atmung ist immer noch schwer, aber ruhiger. Nach jedem Atemzug folgt eine natürliche Pause.

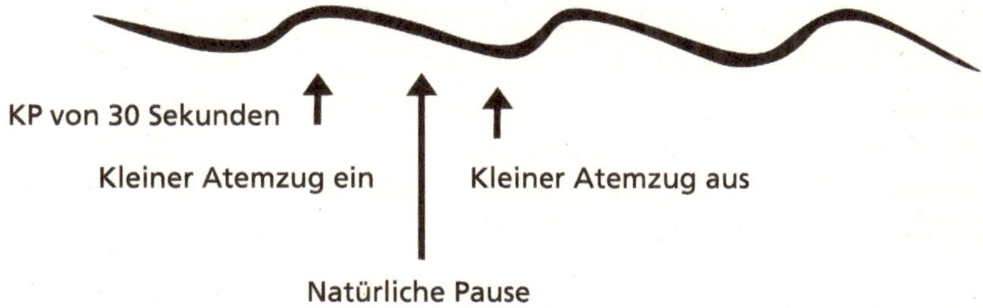

KP-Wert 30 Sekunden: Die Atmung ist ruhig und leise. Die natürliche Pause zwischen den Atemzügen wird länger.

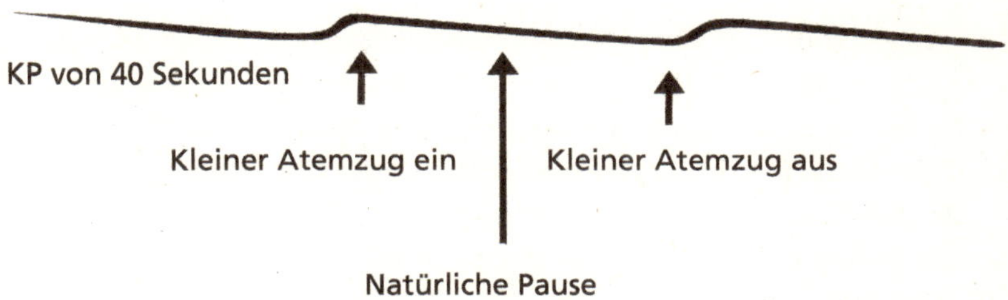

KP-Wert 40 Sekunden: Die Atmung ist sehr leise, ruhig und von außen kaum wahrnehmbar.

Atemübungen richtig ausführen

Letzten Endes sind alle hier vorgestellten Übungen darauf ausgelegt, Ihre Atmung zu korrigieren und chronisches Überatmen abzustellen. Das Ziel ist eine ruhige, sanfte, leise und regelmäßige Atmung, wie sie bei einem hohen KP-Wert charakteristisch ist.

> Allen in diesem Buch vorgestellten Übungen ist eine Sache gemeinsam: Es geht darum, über den Tag verteilt für gewisse Zeitspannen weniger zu atmen und dadurch das gewohnheitsmäßige Überatmen abzustellen.

Bei der Ausführung der Atemübungen sollten Sie einen erträglichen Lufthunger unterhalb Ihrer persönlichen Belastungsgrenze spüren. Dieser Lufthunger gibt Ihnen eine wichtige Rückmeldung und ist ganz wesentlich für die Korrektur gewohnheitsmäßiger Überatmung.

Die Empfindung von Luftmangel ist eine Folge der höheren CO_2-Konzentration in Ihrem Blut. Ihr Atemzentrum reagiert auf diese höhere CO_2-Konzentration, indem es die Atmung ankurbelt, um den CO_2-Wert wieder zu senken. Nachdem Sie das Verlangen nach Luft für neun bis zwölf Minuten gespürt haben, wird das vermehrte CO_2 Ihre Blut-Hirn-Schranke passieren und das Atemwegssystem ein wenig in Richtung Normalfunktion einregeln. Erkennbar ist dieser kleine »Reset« daran, dass nach 15 bis 20 Minuten Atemübungen ein höherer KP-Wert messbar ist.

Wichtig zu wissen: Die Empfindung von Luftmangel ist nicht darauf zurückzuführen, dass Ihr Körper ungenügend mit Sauerstoff versorgt ist. Sie entsteht einfach, weil Sie weniger als gewohnt atmen.

> Es gibt nur eine einzige, einfache Regel, die Sie beachten müssen, um Fortschritte zu machen: Nur wenn Sie einen Luftmangel empfinden, können Sie sicher sein, dass Sie dabei sind, Ihre Atmung auf ein gesundes Maß zu reduzieren.

Luftmangel ist dasselbe wie Lufthunger. Die Erfahrung der Atemlosigkeit, die Sie dabei machen, ähnelt derjenigen bei körperlicher Aktivität.

Führen Sie die folgende Atemübung durch, um diesen Luftmangel selbst wahrzunehmen und zu verstehen – die Stärke des Luftmangels hängt von den körperlichen Anstrengungen ab, denen Sie sich während der Übung unterziehen:

- Atmen Sie kurz ein.
- Atmen Sie sanft aus.
- Halten Sie sich die Nase zu und warten Sie, bis Sie ein wahrnehmbares – aber nicht anstrengendes – Verlangen spüren einzuatmen.

> Um weniger zu atmen, müssen Sie Lufthunger tolerieren lernen.

Panik durch Atemreduktion?

Menschen, die zu Angstzuständen und Panikattacken neigen, fühlen sich häufig unwohl, wenn sie erstmals Atemreduktionsübungen durchführen.

Abhängig von Ihrem individuellen Gesundheitszustand haben Sie womöglich in der Vergangenheit Phasen gesteigerter Ängstlichkeit erlebt oder wurden von Hyperventilationsanfällen heimgesucht. Im Zuge dieser Anfälle haben Sie vermutlich, während Ihre Atmung sich beschleunigte und unregelmäßig wurde, Erstickungsgefühle oder Lufthunger verspürt.

Da die folgenden Übungen Lufthunger erzeugen, kann es sein, dass sie bei Ihnen Unbehagen auslösen. Machen Sie sich bewusst, dass sich die Atemnot, die Sie während Ihrer Attacken in der Vergangenheit erlebt haben, ganz wesentlich von dem erträglichen Lufthunger unterscheidet, der jetzt durch Atemreduktionsübungen erzeugt wird. Bei unseren Übungen haben Sie die volle Kontrolle über den Grad des Lufthungers und können ihn beliebig modifizieren!

Den Körper über kurze Zeitspannen hinweg einem sanften Lufthunger auszusetzen, trägt außerdem dazu bei, die Angstreaktionen des Körpers zu verringern, indem es das Risiko von Panikattacken und Hyperventilationsanfällen senkt. Letzten Endes ist das Empfinden von Lufthunger ein ganz natürlicher Vorgang, den wir mehrmals am Tag erleben, insbesondere während körperlicher Trainingseinheiten. Daher gibt es auf der körperlichen Ebene keinen Grund, auf dieses Gefühl mit Panik zu reagieren.

Um Angst- und Panikreaktionen zu vermeiden, führen Sie die Atemübungen sanft aus. Setzen Sie sich keinem größeren Lufthunger aus, als Sie das bei einem moderaten Spaziergang tun würden. Beginnen Sie, indem Sie Ihre Atmung für eine kurze Zeitspanne von 15 bis 30 Sekunden reduzieren. Machen Sie eine Minute Pause und wiederholen Sie die Übung. Führen Sie diesen Ablauf fünf- bis zehnmal am Tag durch, um Ihren Körper an einen leichten Lufthunger zu gewöhnen. Das Gefühl von Lufthunger sollte im entspannten Zustand keinerlei Anspannung erzeugen. Ist der Luftmangel zu groß, kommt es unweigerlich zu Spannungen. Wenn Sie merken, dass das der Fall ist, machen Sie eine Pause von 15 bis 30 Sekunden, bevor Sie noch einmal anfangen.

Lassen Sie sich zudem nicht entmutigen, wenn der Fortschritt nicht so schnell eintritt, wie Sie sich das wünschen. Menschen mit Angstzuständen haben oft einen Hang zum Perfektionismus. Sie stellen hohe Ansprüche an sich selbst und reagieren in ihrem Streben nach Perfektion mit Verärgerung, wenn sich nicht gleich der erwünschte Fortschritt einstellt.

Atmen ist so ein wunderschöner Teil des Lebens – wir sollten unsere Atmung daher sanft in die richtige Richtung bewegen, statt ihn in irgendein Schema zu pressen. Ich versichere Ihnen, dass Sie auf jeden Fall Fortschritte machen werden, wenn Sie das Konzept der Atemreduktion verstanden haben und in der Lage sind, es in die Praxis umzusetzen. Allerdings verläuft ein Entwicklungsprozess selten geradlinig.

Wenn es Ihnen schwerfällt, reduziert zu atmen, während Sie Fitnessübungen im Sitzen machen, dann beginnen Sie stattdessen mit einem Training, bei dem Sie sich ablenken können. Gehen Sie zum Beispiel mit geschlossenem Mund, machen Sie irgendeine der kleinen Atemanhalteübungen, die in diesem Buch beschrieben werden, oder lenken Sie Ihre Aufmerksamkeit auf Ihr Inneres. Im Folgenden finden Sie detaillierte Erläuterungen dazu.

Wichtige Hinweise bei bestehenden Erkrankungen

Die in diesem Buch vorgestellten Atemübungen sind für die meisten Menschen ohne jedes Risiko durchführbar. In manchen Fällen sind allerdings gewisse Vorsichtsmaßnahmen notwendig. Wenn Sie hinsichtlich Ihrer Leistungsfähigkeit unsicher sind, probieren Sie keine der Atemübungen aus, ohne vorher den Rat Ihres Arztes oder eines erfahrenen Buteyko-Experten einzuholen.

Wenn Sie zu einer der beiden folgenden Gruppen gehören, dann beachten Sie bitte die jeweils aufgeführten Einschränkungen:

Kategorie 1: Wenn Sie an einer der folgenden Erkrankungen leiden, praktizieren Sie bitte nur die Nasenatmung, das Gehen mit geschlossenem Mund und die Entspannungsübungen.

- Typ-1-Diabetes (Weil eine Atemreduktion die Blutzuckerwerte senken kann, ist es wichtig, die Werte regelmäßiger zu überprüfen.)
- Epilepsie
- Schizophrenie

- Brustschmerzen
- Sichelzellenanämie
- Arterienerweiterung (Aneurysma)
- Herzprobleme jeglicher Art in den vergangenen sechs Monaten
- Unzureichend behandelte Schilddrüsenüberfunktion
- Krebs
- Nierenleiden

Kategorie 2: Wenn Sie an einer der folgenden Erkrankungen leiden, praktizieren Sie nur sanfte Atemreduktionsübungen oder mehrere kurze Atemanhaltesequenzen, bei denen lediglich ein leichter Lufthunger auftritt:

- Schweres Asthma, COPD oder Lungenemphysem
- Typ-2-Diabetes
- Bluthochdruck
- Angsterkrankungen/Depressionen
- Migräne

Auch schwangere Frauen gehören in den ersten drei Monaten der Schwangerschaft zu dieser Gruppe, die niemals mehr Luftmangel verspüren sollte als bei einem leichten Spaziergang.

Wenn Sie zu Kategorie 1 oder 2 gehören, sollten Sie sichergehen, nie einen größeren Lufthunger zu erzeugen, als Sie bei einem sanften Spaziergang empfinden würden. Noch besser wäre es, wenn Sie sich an einen erfahrenen Buteyko-Praktiker wenden würden, der Ihnen hilft, ein auf Ihre speziellen Bedürfnisse und Fähigkeiten zugeschnittenes Programm zu entwickeln.

Wenn Sie zu Ängsten oder Migräne neigen, ist es ratsam, Ihren KP-Wert besonders sanft und allmählich zu erhöhen. Steigt der KP-Wert zu schnell, kann es sein, dass sich Ihre Symptome vorübergehend verschlimmern. Wenn Sie diese kurze Phase durchlaufen haben, wird Ihr KP-Wert jedoch ganz normal weiter steigen.

Entgiftende Wirkung

Einige Menschen, die Atemreduktionsübungen praktizieren, erleben eine Entgiftung. Ein verbessertes Atemzugvolumen verbessert die Durchblutung und Sauerstoffversorgung von Gewebe und Organen. Im Allgemeinen tritt dabei eine geringfügige Verschlimmerung der Symptome auf, die über eine Zeitspanne von mehreren Stunden bis zu einigen Tagen anhalten kann.

Zu den typischen Symptomen gehören:

- Vermehrtes Abhusten von Schleim aus den Bronchien
- Schnupfen, laufende Nase
- Durchfall
- Appetitverlust
- Vermehrtes Gähnen und Müdigkeit
- Schlaflosigkeit
- Kurzzeitige Kopfschmerzen
- Gesteigerte Reizbarkeit oder Angstgefühle
- Metallischer oder kupferartiger Geschmack im Mund
- Vermehrter Durst

Sehr wahrscheinlich werden Sie nur eines oder zwei dieser Symptome an sich feststellen. Eine sehr typische Belgleiterscheinung eines solchen Entgiftungsprozesses ist es, weniger Appetit zu haben. Essen Sie daher nur, wenn Sie wirklich hungrig sind. Wenn Sie eine starke körperliche Reaktion spüren, bedeutet das, dass Ihr Körper eine wesentliche physiologische Veränderung durchläuft. Sie werden sich danach sehr viel besser fühlen.

Um die Intensität und Dauer der Entgiftung abzumildern, trinken Sie regelmäßig über den Tag verteilt warmes Wasser und setzen Sie die Kombination von Atemreduktion und Entspannung fort. Im Verlauf der Entgiftung wird sich Ihre Kontrollpause verkürzen. Seien Sie versichert, dass der Wert sich wieder normalisieren wird, sobald die Entgiftungsreaktion abgeschlossen ist.

Unabhängig davon, ob in Ihrem Fall eine Entgiftung spürbar wird, werden Sie durch die Verringerung Ihres Atemzugvolumens schon bald deutliche Anzeichen einer gesundheitlichen Verbesserung bemerken, darunter:

- Mehr innere Ruhe
- Eine verbesserte Konzentration
- Verminderte Angstgefühle
- Stressreduktion
- Eine verbesserte Kontrolle über die eigenen Gedanken
- Bessere Stimmung
- Tieferer Schlaf
- Mehr Energie
- Verbessertes Wohlbefinden

Panik, Angst und Stress in den Griff bekommen

Die im Folgenden vorgestellte Übung ist sehr hilfreich, um Panik- und Angstattacken sowie Stresszustände zu beenden. Sie hat einen ähnlichen Effekt wie die bekannte Gegenmaßnahme, in eine Tüte zu atmen. Gleichzeitig ist sie aber viel sicherer, weil Ihre Sauerstoffversorgung aufrechterhalten wird. Das Ziel dieser Übung ist, den Atem zu beruhigen.

Um die Anfälle abzustellen, können Sie die Übung Hunderte von Malen am Tag durchführen. Wenn Sie den Eindruck haben, dass Sie mit den Atemreduktionsübungen keine Fortschritte erzielen, möchte ich Sie ausdrücklich dazu ermutigen, diese Übung den ganzen Tag über bis in die Nacht hinein durchzuführen. Sie ist sanft, für jeden geeignet und wird zu einem beeindruckenden Rückgang Ihrer Symptome führen. Sollten Sie bei der Ausführung anderer Atemreduktionsübungen in Panik geraten, werden Sie feststellen, dass es einfacher ist, mit dieser Übung zu beginnen.

Reinigungsreaktionen

Wenn Sie die Atemreduktion intensiv praktizieren, werden Sie schneller Fortschritte erzielen, aber möglicherweise eine stärkere Reinigungsreaktion erleben. Gehen Sie hingegen bei der Atemreduktion sanft vor, werden Sie langsamer Fortschritte machen, aber dafür wird die Reinigungsreaktion sanfter ausfallen.
Reinigungsreaktionen machen sich meist in Form einer vorübergehenden Symptomverschlechterung bemerkbar. Während des Reinigungsvorgangs können Ängste, Depressionen und andere starke Gefühle auftreten. Möglicherweise rast Ihr Gedankenkarussell oder Müdigkeit, Kopfschmerzen, Magenprobleme, Schlaflosigkeit, eine ständig laufende Nase oder andere Beschwerden machen Ihnen zu schaffen. Derartige Reinigungsredaktionen sind nichts Schlechtes, sondern positiv, da Ihr Körper dadurch gesünder wird. Zum ersten Mal in Ihrem Leben gehen Sie die Wurzel Ihrer Beschwerden an! Auch wenn es nicht leicht ist: Halten Sie durch und durchlaufen Sie diesen Reinigungsprozess. Es lohnt sich auf jeden Fall!

Wiederaufflammen bereits abgeklungener Symptome

Während Ihr KP-Wert sich erhöht, kann es sein, dass Sie Ihre Symptome in umgekehrter Reihenfolge ihres Auftretens noch einmal durchlaufen.
Wenn Ihr gesundheitlicher Zustand sich bessert, wird Ihr Immunsystem so weit entlastet, dass es sich auf verborgene Krankheitszustände fokussieren kann. Daher kann es vorkommen, dass gesundheitliche Probleme aus der Vergangenheit vorübergehend wieder an die Oberfläche gelangen, bis Ihr Immunsystem sie bewältigt hat. Das bedeutet jedoch nicht, dass sich Ihr Gesundheitszustand verschlechtert – ganz im Gegenteil: Sie sind auf dem Weg der Besserung!

Kurzes, häufiges Luftanhalten zur Linderung von Symptomen

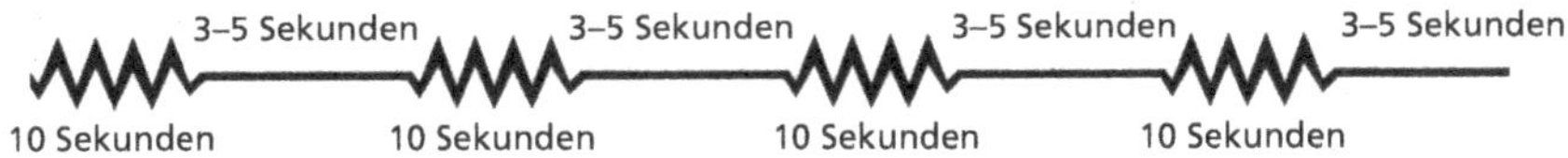

Führen Sie die Atempausen, von denen jede drei bis fünf Sekunden dauert, wie folgt durch:

1. Atmen Sie ein und atmen Sie aus.
2. Halten Sie dann Ihren Atem an.
3. Verharren Sie mit angehaltenem Atem für drei bis fünf Sekunden. Versuchen Sie nicht, Ihren Atem länger anzuhalten, da dies nur die Atmung intensivieren würde. Dadurch könnten sich Ihre Symptome verschlimmern. Die maximale Zeit des Anhaltens sollte nicht mehr als die halbe Dauer Ihrer Kontrollpause (KP) betragen. Wenn Ihre KP zum Beispiel vier Sekunden dauert, dann sollten Sie Ihren Atem nur für zwei Sekunden anhalten.
4. Atmen Sie nach jedem Anhalten der Luft für zehn bis 15 Sekunden normal weiter. Versuchen Sie, Ihre Atmung nicht zu beeinflussen.
5. Fahren Sie mit der Übung »Kurzes, häufiges Luftanhalten« so lange fort, bis Ihre Symptome verschwunden sind.
6. Absolvieren Sie diese Übung, sobald Sie die ersten Anzeichen einer Panik- oder Angstattacke oder von Stress spüren. Warten Sie nicht, bis sich die Symptome verschlimmern, da es dann viel schwieriger wird, die Atmung wieder unter Kontrolle zu bringen.
7. Wenn Sie nachts von einem Anfall geweckt werden, setzen Sie sich im Bett auf und machen Sie die Übung »Kurzes, häufiges Luftanhalten«, um Ihren Atem zu beruhigen.

Wichtig: Nutzen Sie diese Technik bitte in Verbindung mit Ihren üblichen Behandlungsverfahren beziehungsweise Ihrer üblichen Medikation.

Der gesundheitliche Nutzen der Nasenatmung

Eine der wichtigsten Grundregeln, um Angstattacken und Depressionen zu überwinden, lautet: Atmen Sie nicht durch den Mund – die Atmung sollte immer durch die Nase erfolgen. Die Natur hat uns mit diesem wunderbaren Organ, unserer Nase, ausgestattet, um unsere Atmung regelmäßiger zu machen, die eingeatmete Luft zu filtern und die Feuchtigkeit im Körper zu halten. Viele Menschen schlafen, ruhen, arbeiten und bewegen sich mit offenem Mund, als sei Ihre Nase nichts weiter als ein funktionsloses Schmuckstück!

Mundatmung bewirkt ein unregelmäßiges Atemmuster. Eine solche Atmung ist im oberen Brustraum angesiedelt und stimuliert über den Sympathikus die körperliche Stressreaktion. Auf der anderen Seite fördern Nasenatmung und eine korrekte Haltung eine regelmäßige Zwerchfell-Atmung, die einen Zustand von Ruhe erzeugt. Wie eine solche Atmung aussieht, lässt sich gut an gesunden Babys beobachten.

Hinweis: Die folgende Übung erzeugt einen mittleren bis großen Luftmangel. Wenn Ihr KP-Wert unter zehn Sekunden liegt oder Sie an einer der auf Seite 43 aufgeführten Krankheiten leiden, sollten Sie davon absehen, den Atem zu lange anzuhalten. Vielleicht verspüren Sie ohnehin ein ungutes Gefühl bei dieser Übung. In diesem Fall praktizieren Sie stattdessen die Übung »Kurzes, häufiges Luftanhalten« (siehe links), um die Nase zu befreien und Ihre Atmung sanft zu entspannen.

Eine verstopfte Nase ist eine häufige Folge von übermäßigem Atmen. Blutgefäße entzünden sich, und größere Mengen von Sekret werden abgesondert. Dadurch wird das Atmen durch die Nase schwerer. Wenn die Nase verstopft ist, wechselt man oft zur Mundatmung – ein Teufelskreis wird in Gang gesetzt, der einen immer noch größeren Verlust an CO_2 mit sich bringt. Das wiederum führt dazu, dass das Problem der verstopften Nase weiter aufrechterhalten wird.

Die folgende Übung befreit die Nase ausgesprochen wirkungsvoll innerhalb weniger Minuten.

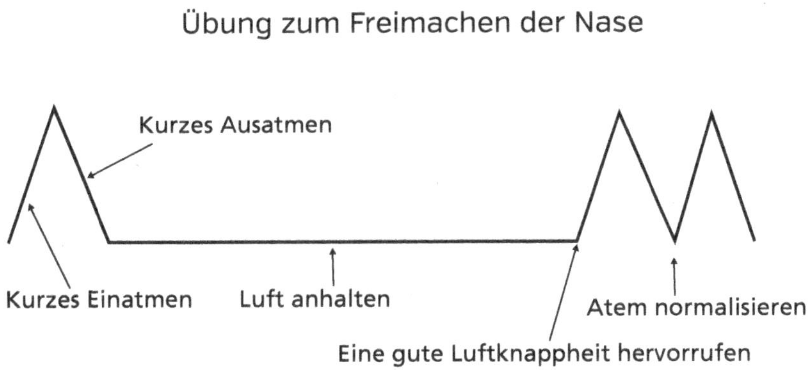

1. Setzen Sie sich aufrecht hin.
2. Atmen Sie, sofern möglich, geräuschlos und leicht durch Ihre Nase ein und atmen Sie ebenso geräuschlos und leicht durch die Nase aus. Falls Ihre Nase sehr verstopft ist, nehmen Sie einen winzigen Atemzug durch Ihren Mundwinkel.
3. Halten Sie Ihre Nase mit Ihren Fingern zu und halten Sie Ihren Atem an. Der Mund bleibt dabei geschlossen.
4. Nicken Sie sanft mit Ihrem Kopf oder wiegen Sie Ihren Körper. Halten Sie dabei Ihre Nase so lange zu, bis Sie das Gefühl haben, den Atem nicht weiter anhalten zu können, und ein starkes Verlangen spüren einzuatmen.
5. Lassen Sie dann Ihre Nase los und atmen Sie sanft durch sie ein und aus – mit geschlossenem Mund.
6. Versuchen Sie möglichst rasch zu einer ruhigen Atmung zurückzukehren.

Wenn Ihre Nase nach dieser Übung noch nicht vollständig frei ist, warten Sie etwa 30 Sekunden, bis sich Ihre Atmung erholt hat. Dann führen Sie die Übung erneut durch. Erfahrungsgemäß ist eine mehrfache Wiederholung nötig, bis die Nase vollkommen frei ist.

Nachdem Sie diese Übung ein paarmal wiederholt haben, wird Ihre Nase frei sein. Sie fühlen sich eventuell auch warm und wacher, da sich

Ihre Blutgefäße erweitert haben. Diese Übung ist auch nützlich, um die Atemwege insgesamt von Schleim zu befreien, und sie fördert eine gesunde Darmfunktion. Bei Verstopfung hilft es, die Übung mehrere Male durchzuführen, während Sie auf der Toilette sitzen.

Ein niedriger KP-Wert deutet darauf hin, dass Sie überatmen, was dazu führt, dass Ihre Nase wieder verstopft. Ihre Nase wird nur dann dauerhaft frei bleiben, wenn Ihr morgendlicher KP-Wert über 20 Sekunden liegt.

Führen Sie diese Übung stets durch, wenn Ihre Nase verstopft ist. Achten Sie auch dann darauf, durch die Nase zu atmen, wenn Sie erkältet sind. Vielleicht denken Sie, dass das bei einer schweren Erkältung gar nicht möglich ist, aber das stimmt nicht. Auch wenn Sie Schnupfen haben, halten Sie den Mund geschlossen und verringern Sie die Atmung den ganzen Tag über.

Unsere Nasenlöcher erzeugen beim Atmen einen größeren Widerstand als unser Mund. Das liegt einfach daran, dass sie kleiner sind, und kann dazu führen, dass Sie das Gefühl haben, durch die Nase nicht ausreichend Luft zu bekommen. Dieser Eindruck wird jedoch nur für kurze Zeit anhalten. Innerhalb weniger Tage gewöhnt sich Ihr Atemzentrum an das gesündere Atemzugvolumen.

Was auch immer Sie tun – halten Sie den Mund stets geschlossen. Möglicherweise versucht Ihr Körper, Sie mit allerhand Tricks davon zu überzeugen, mehr zu atmen: Vielleicht veranlasst er Sie dazu zu gähnen, zu seufzen, mit der Nase zu schnüffeln oder leicht trottelhaft durch den offenstehenden Mund zu atmen. Achten Sie darauf, dass Ihre Atmung in solchen Momenten nicht zunimmt.

Wenn Sie das Bedürfnis überkommt, tief durchzuschnaufen, zum Beispiel mit einem Seufzer, dann schlucken Sie. Wenn Sie gähnen müssen, vermeiden Sie den tiefen Atemzug, der damit normalerweise einhergeht. Unterdrücken Sie das Gähnen, indem Sie den Mund geschlossen halten oder schlucken.

Es dauert auch bei gewohnheitsmäßigen Mundatmern nur wenige Tage, bis sie zur dauerhaften Nasenatmung wechseln. Um diese Veränderung herbeizuführen, ist es wichtig, die eigene Atmung zu beobachten und die reduzierte Atmung zu praktizieren. Oberstes Gebot ist, immer durch die Nase zu atmen, bei allen Ihren Aktivitäten. Denken Sie daran, dass Sie durch Phasen der Mundatmung die Sauerstoffversorgung Ihres Gehirns verschlechtern!

Atmen mit reduziertem Volumen

Es gibt zwei Ansätze, um das Atemzugvolumen auf ein normales Maß zurückzusetzen. Ich erläutere Ihnen zuerst die einfachere Variante der Atemreduktion.

Einfache Variante des Atmens mit reduziertem Volumen

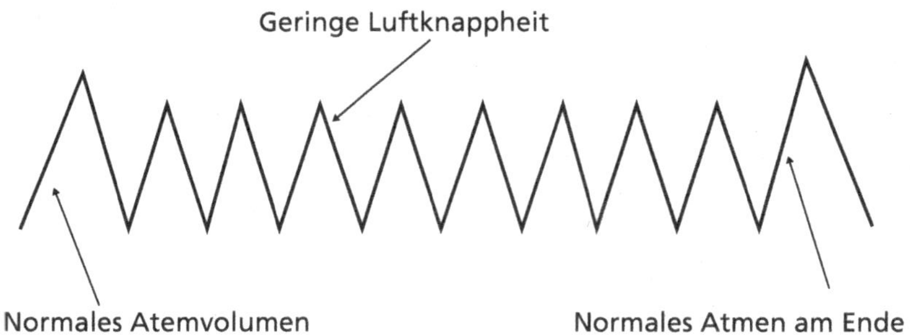

1. Setzen Sie sich aufrecht hin.
2. Richten Sie Ihre Aufmerksamkeit auf Ihre Atmung.
3. Konzentrieren Sie sich auf den Luftstrom, der in Ihre Nase hinein- und aus ihr herausfließt. Spüren Sie, wie die Luft in Ihre Nase und wieder herausfließt. Beobachten, spüren und hören Sie den Vorgang einige Minuten lang.
4. Spüren Sie den Luftstrom? Vielleicht spüren Sie die kühle Luft

beim Einströmen in die Nasenöffnung. Vielleicht spüren Sie den warmen Luftstrom, der Ihre Nasenlöcher verlässt.

5. Vielleicht spüren Sie die Luftbewegung über Ihrer Oberlippe.
6. Folgen Sie einfach Ihrem Atmen. Wenn ein Gedanke kommt, nehmen Sie ihn kurz wahr und wenden Sie dann Ihre Aufmerksamkeit wieder der Luft zu, die durch Ihre Nasenöffnung strömt.
7. Lenken Sie Ihre Aufmerksamkeit immer wieder zurück auf den Atem. Ärgern Sie sich nicht darüber, wenn Ihr Geist abschweift. Das passiert unweigerlich und entspricht der Natur unseres Denkens. Kehren Sie mit Ihrer Aufmerksamkeit einfach immer wieder zu Ihren Nasenlöchern zurück.

Wenn Ihnen auffällt, dass Ihr Geist abschweift, wissen Sie, dass Sie dabei sind zu erwachen. Zuvor ist Ihnen das vielleicht gar nicht aufgefallen. Womöglich war Ihnen gar nicht bewusst, welche Gedanken Ihnen durch den Kopf gingen, und Sie kannten die Auswirkungen dieser Gedanken nicht.

Nach einigen Minuten fahren Sie mit der nächsten Stufe der Übung fort:

1. Entspannen Sie sich. Stellen Sie sich vor, wie alle Spannungen in Ihrer Brust und Ihrem Bauch sich lösen, während Sie die Atmung verringern. Im Verlauf der Entspannung wird sich Ihre Atmung ganz von selbst reduzieren.
2. Wenn Sie so weit sind, dass Sie Ihrem Atem folgen können, legen Sie Ihren Zeigefinger in horizontaler Position unter die Nase. Er sollte sich genau über der Oberlippe befinden, nah genug an den Nasenlöchern, um den Luftstrom zu spüren, aber nicht so nah, dass dieser blockiert wird.
3. Beobachten Sie die Luftmenge, die durch Ihre Nasenlöcher fließt.
4. Atmen Sie jetzt ganz leicht nur in die Nasenspitze, zum Beispiel nur so viel, dass die Nasenlöcher mit Luft gefüllt sind, nicht mehr. Stellen Sie sich vor, Sie würden mit jedem Atemzug nur einen kurzen »Luftstreifen« (gefühlt etwa »einen Zentimeter«) einatmen.

5. Stellen Sie sich beim Ausatmen vor, Ihr Finger sei eine Feder. Atmen Sie so sanft, dass diese imaginäre Feder sich nicht bewegt.
6. Je mehr warme Luft Sie beim Ausatmen spüren, desto schwerer atmen Sie. Konzentrieren Sie sich darauf, Ihren Atem zu beruhigen, um die Menge warmer Luft, die Sie an Ihrem Finger spüren, zu reduzieren.
7. Während Sie die Menge warmer Luft an Ihrem Finger immer mehr reduzieren, wird sich Lufthunger oder der Drang zu atmen einstellen.
8. Halten Sie diesen Lufthunger etwa vier Minuten lang aufrecht. Er sollte deutlich spürbar, aber nicht unangenehm sein.
9. Atmen Sie dann wieder einen kleinen Atemzug (»einen Zentimeter«) ein und danach entspannt aus. Die gesamte Atembewegung sollte sich nun um 30 bis 40 Prozent verringert haben. Minimieren Sie die Bewegungen in Brust- und Bauchraum.

Der Lufthunger sollte während dieser Übung nicht stärker sein als am Ende der Kontrollpause.

Vergleichbar damit ist das Gefühl leichter Atemlosigkeit während eines lockeren Spaziergangs. Der einzige Unterschied ist, dass Sie hier stillsitzen. Dieser Vergleich wird Ihnen dabei helfen, mögliche Panikgefühle zu verringern. Der Lufthunger sollte deutlich spürbar, aber nicht unangenehm sein. Wenn Sie keinen deutlichen Lufthunger spüren, reduzieren Sie Ihre Atmung noch etwas mehr. Ist das Gefühl von Atemnot hingegen zu drängend, dann atmen Sie ein wenig mehr und entspannen Sie Ihren Körper.

Wenn Sie das Gefühl haben, Sie kommen mit dieser Übung nicht so gut zurecht, oder wenn Sie sich dabei sehr unwohl fühlen, praktizieren Sie stattdessen die Übung »Kurzes, häufiges Luftanhalten« (siehe Seite 48). Oder Sie gehen einfach mit geschlossenem Mund – in einer Geschwindigkeit, bei der das Gefühl entsteht, Sie bräuchten Luft oder würden gern mehr atmen.

Bei der Durchführung dieser Übung sollte Ihnen wärmer werden, weil der Kohlendioxidgehalt in Ihrem Blut steigt. Das ist eine gute Rückmeldung – sie zeigt eine verbesserte Durchblutung und Sauerstoffversorgung an. Wird Ihnen nicht wärmer, dann achten Sie darauf, dass bei der Übung wirklich ein Luftmangel entsteht und dass Sie diesen vier Minuten am Stück aufrechterhalten. Viele Menschen stellen fest, dass Sie im Laufe der Übungspraxis weniger ängstlich werden. Ihr Geist wird wacher und Ihre Anspannung lässt nach.

Hin und wieder wird es vorkommen, dass Ihr Geist abschweift. Wenn Sie das bemerken, lenken Sie Ihre Aufmerksamkeit sanft zurück auf Ihre Atmung und verringern Sie sie. Machen Sie sich keine Vorwürfe, wenn das Abschweifen regelmäßig vorkommt – es kann alle fünf oder zehn Sekunden passieren. Mit zunehmender Praxis wird sich Ihre Fähigkeit, sich auf Ihre Atmung zu konzentrieren, erheblich verbessern.

Neben der verbesserten Sauerstoffversorgung klären Sie durch das stete Zurücklenken Ihrer Aufmerksamkeit auf die Atmung Ihren Geist. Ungünstige Gedankenmuster werden so aufgelöst. Je öfter Sie Ihren Atem über den Tag hinweg beobachten, desto ruhiger wird Ihr Geist werden.

Ausführliche Variante des Atmens mit reduziertem Volumen

Die folgende Übung ist das Kernstück der Buteyko-Methode. Die Konzentration auf die Zwerchfell-Atmung beruht auf meiner eigenen Arbeit mit Patienten. Es geht darum, noch einmal von Grund auf zu lernen, wie man das Atemzugvolumen korrigiert und das Zwerchfell richtig einsetzt. Auf diese Art sollten wir immer atmen: in jeder Minute, in jeder Stunde, an jedem Tag.

Die Übung besteht aus zwei Teilen: dem Erlernen der Bauchatmung und der Verbindung von Atemreduktion und Zwerchfell-Atmung. Wenn Sie merken, dass Sie mit dieser Übung (noch) nicht zurechtkommen, verwenden Sie stattdessen die im vorhergehenden Abschnitt beschriebene einfachere Version. Im Laufe der Zeit, wenn Ihr KP-Wert steigt, können Sie dann zu dieser ausführlicheren Variante zurückkehren.

Essen beeinflusst Ihre Atmung. Es ist also am besten, wenn Sie diese Übung auf leeren Magen machen (oder zumindest nicht direkt nach dem Essen).

Diese Übung ist mit großem Abstand die wichtigste Übung: Mit ihr lernen Sie, sich Ihres Atemzugvolumens bewusst zu werden. Sie trainieren, Ihre CO_2-Werte dauerhaft zu verbessern und die Atemmuskulatur zu entspannen.

Nehmen Sie eine korrekte und trotzdem bequeme Haltung ein: Setzen Sie sich dafür mit geradem Rücken und leicht auseinandergestellten Beinen auf die Vorderkante Ihres Stuhls und stellen Sie Ihre Knie etwas tiefer als Ihre Hüften.

Die richtige Haltung ist sehr wichtig, wenn es darum geht, Ihre Atmung zu reduzieren. Wenn Sie in sich zusammensinken, dann drücken Sie auf Ihr Zwerchfell, erhöhen dessen Spannung und damit auch das Atemzugvolumen.

Experimentieren Sie ein wenig, um herauszufinden, wie Ihre Haltung Ihre Atmung beeinflusst:

- Setzen Sie sich mit nach vorn gebeugten Schultern und Rundrücken hin. Spüren Sie einige Minuten lang Ihrer Atmung nach.
- Setzen Sie sich dann aufrecht hin. Spüren Sie nach, wie Sie jetzt atmen.

Sie werden feststellen, dass Ihnen das Atmen mit aufrechtem Rücken sehr viel leichter fällt.

Das Zwerchfell

Das Zwerchfell oder Diaphragma ist unser wichtigster Atemmuskel. Es ist ein kuppelförmiges Muskelblatt, das unseren Brustkorb, in dem sich das Herz und die Lungen befinden, von der Bauchhöhle trennt, wo die Därme, der Magen, die Leber und die Nieren ihren Platz haben.

Die Zwerchfell-Atmung beziehungsweise Bauchatmung ist effizienter, da die unteren Lungenlappen besser durchblutet sind als die oberen. Die schnelle Brustkorbatmung chronisch überatmender Menschen transportiert hingegen weniger Sauerstoff ins Blut und bewirkt einen größeren Verlust an Kohlenstoffdioxid. Zudem aktivieren schnelle, flache Atemzüge über das sympathische Nervensystem die Stressreaktion des Körpers, was zu noch größerer Anspannung führt. Die gute Nachricht ist, dass die Zwerchfell-Atmung sehr leicht zu erlernen ist.

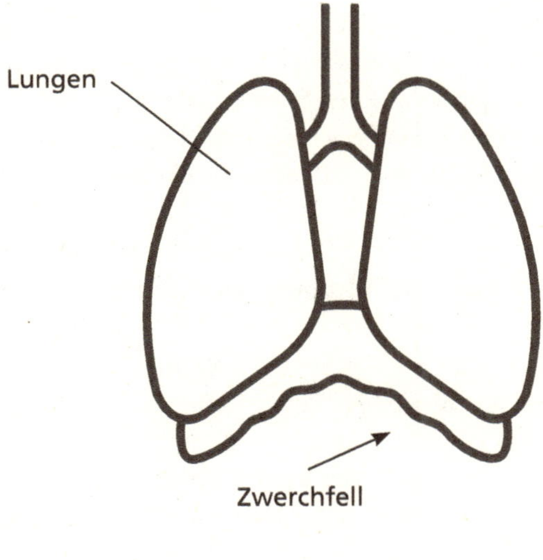

Schritt 1: Bauchatmung lernen

1. Legen Sie eine Hand auf Ihre Brust und die andere direkt über den Bauchnabel. Lassen Sie die Schultern beim Atmen in ihre natürliche Position sinken. Hochgezogene oder angespannte Schultern vergrößern das Volumen Ihres Brustkorbs und damit die eingeatmete Luftmenge. Anspannung verstärkt die Atmung, während sie sich bei Entspannung reduziert.
2. Während Sie die eine Hand auf Ihrer Brust spüren, konzentrieren Sie sich darauf, nach und nach zu einer Atmung mit reduzierten Brustkorbbewegungen zu gelangen.
3. Koordinieren Sie Ihre Bauchbewegungen mit Ihrer Atmung: Lenken Sie Ihre Aufmerksamkeit auf die Bewegungen Ihrer unteren Hand. Sitzen Sie gerade und führen Sie Ihre Hand sanft nach vorn, indem Sie Ihren Bauch minimal nach außen wölben – gerade genug, um die Bewegung zu spüren. Stellen Sie sich vor, Sie atmeten in Ihren Bauchnabel. Wölben Sie den Bauch jedoch nicht zu sehr nach außen, denn das kann Schwindelgefühle hervorrufen.
4. Ziehen Sie dann Ihren Bauch sanft nach innen und beobachten Sie, wie sich Ihre Hand ebenfalls nach innen bewegt.

In Kürze: Bauch- beziehungsweise Zwerchfell-Atmung

- Atmen Sie ein und wölben Sie die Bauchdecke sanft nach außen.
- Atmen Sie aus und wölben Sie die Bauchdecke sanft nach innen.

Die Bauchdecke wölbt sich bei der Einatmung nach außen, da das Zwerchfell sich beim Einatmen nach unten bewegt. Dabei übt es sanften Druck auf die Bauchhöhle aus. Entsprechend zieht sich der Bauch bei der Ausatmung leicht nach innen, weil das Zwerchfell sich nach oben bewegt und Druck von der Bauchhöhle nimmt.

Schritt 2: Verschmelzen von Atmung und Bauchbewegung

Patienten fragen mich oft, was wichtiger sei – die Bauchatmung oder die Reduktion des Atemzugvolumens. Ich antworte Ihnen dann, dass das reduzierte Atmen an erster Stelle komme und Bauchatmung an zweiter. Gleichzeitig ergänzt sich beides aber auch. Deshalb können Sie Ihr Atemzugvolumen leichter reduzieren, wenn Sie auf die Zwerchfell-Atmung umsteigen. Um beides miteinander zu verbinden, gehen Sie folgendermaßen vor:

1. Setzen Sie sich, wie oben beschrieben, aufrecht hin.
2. Legen Sie eine Hand auf Ihre Brust und die andere über Ihren Bauchnabel.
3. Richten Sie Ihre Aufmerksamkeit auf Ihre Atmung.
4. Wölben Sie die Bauchdecke beim Einatmen sanft nach außen. Konzentrieren Sie sich darauf, die Brustkorbbewegungen auf ein Minimum zu reduzieren.
5. Beim Ausatmen führen Sie die Bauchdecke sanft nach innen. Achten Sie weiterhin darauf, den Brustkorb möglichst ruhig zu halten.
6. Lassen Sie die Atemzüge beim Einatmen in den Bauch immer kleiner werden.
7. Nehmen sie mit jedem Atemzug etwas weniger Luft auf, als Sie gern möchten. Üben Sie mit der Hand sanften Druck gegen Brust und Bauch aus, um der Atmung einen leichten Widerstand entgegenzusetzen. Stellen Sie sich vor, Sie würden gegen Ihre Hände atmen.
8. Verringern Sie Ihr Atemzugvolumen weiter, indem Sie Ihren gesamten Körper entspannen. Während Sie spüren, wie sich Ihr Körper lockert, wird sich Ihre Atmung ganz von selbst reduzieren.
9. Atmen Sie entspannt aus. Überlassen Sie der natürlichen Elastizität Ihrer Lunge und Ihres Zwerchfells die Aufgabe, die ihnen beim Ausatmen zukommt. Stellen Sie sich einen Ballon vor, aus dem sanft und langsam von selbst die Luft entweicht.

Sobald Ihre Einatmung sich reduziert hat und das Ausatmen entspannt verläuft, werden sich alle sichtbaren Atembewegungen verlangsamen. Ihr Ziel ist, die Atmung ruhiger werden zu lassen. Eine Übungssitzung kann die Atembewegungen um 30 bis 40 Prozent reduzieren.

Wenn sich Ihr Bauch anspannt, »hart« wird oder die Atembewegungen ruckartig werden, haben Sie einen zu großen Luftmangel hergestellt. Dann halten Sie einen Augenblick inne und entspannen Sie sich. Sobald die Anspannung nachlässt, kehren Sie zur sanft reduzierten Atmung zurück.

Sie sollten bei dieser Übung einen erträglichen Lufthunger verspüren und diesen ohne Unterbrechung drei bis fünf Minuten lang aufrechterhalten.

Ich werde oft gefragt, woran man erkennt, dass man die Übung richtig ausführt. Die Antwort lautet: Sie reduzieren Ihre Atmung im richtigen Maß, wenn Sie einen deutlichen, jedoch nicht belastenden Luftmangel spüren. Solange Sie keinen Luftmangel spüren, werden Sie auch keine Fortschritte machen.

Wenn der Lufthunger nicht deutlich spürbar ist, reduzieren Sie die Atembewegungen noch mehr. Wenn Sie den Luftmangel hingegen als zu anstrengend empfinden, atmen Sie etwas mehr und entspannen Ihren Körper.

Jetzt haben Sie es geschafft, beide Aspekte miteinander zu verbinden: reduziertes Atmen mit entspanntem Zwerchfell. Jeder Atemzug, den Sie im Laufe eines Tages machen, sollte so sein: vom Zwerchfell gesteuert und nahezu unhörbar. Denken Sie daran: Genau auf diese Weise haben wir geatmet, als wir noch gesunde Säuglinge waren. Unsere Lippen waren geschlossen, und unsere kleinen Bäuche haben sich bei jedem Atemzug gehoben und gesenkt. Gesund zu atmen bedeutet einfach nur, zu diesen natürlichen Wurzeln zurückzukehren.

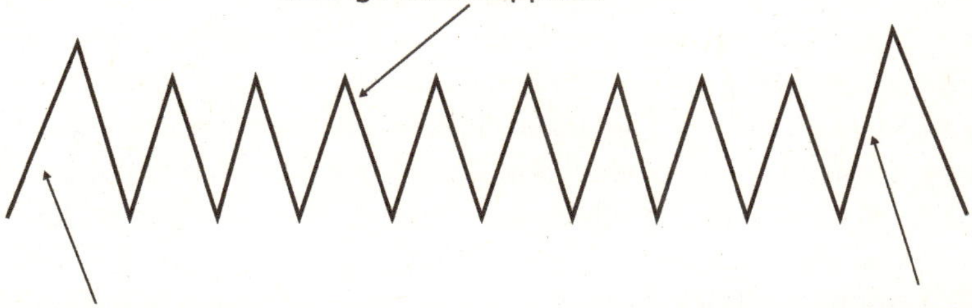

So erzeugen Sie einen erträglichen Luftmangel.

Ärger, Ängste und Stress gehen auf unregelmäßiges und schnelles Atmen zurück. In Japan bringt man den Kindern von klein auf bei, über das Zwerchfell zu atmen und eine ruhige Atmung beizubehalten, wenn Sie wütend werden. Wenn Sie merken, dass Sie unter Stress geraten, richten Sie Ihre Aufmerksamkeit unverzüglich auf Ihre Atmung. Wenn Sie es schaffen, eine ruhige und leise Atmung beizubehalten, ist es weniger wahrscheinlich, dass der Stress sich überhaupt manifestiert. Stress und Ärger hängen mit einer starken und unregelmäßigen Atmung zusammen. Beobachten Sie dieses Zusammenspiel an sich selbst, wenn Sie das nächste Mal gestresst oder wütend sind!

In Kürze:
Verringerung des Atemzugvolumens bei Bauchatmung

- Sanftes, kurzes Einatmen. Entspanntes Ausatmen.
- Sanftes, kurzes Einatmen. Entspanntes Ausatmen.
- Sanftes, kurzes Einatmen. Entspanntes Ausatmen.

Mit »sanftem, kurzem Einatmen« ist schlicht ein »kleiner Atemzug« gemeint – kleiner, als Sie es normalerweise tun würden. Eine entspannte Ausatmung ist eher langsam. Übrigens: Machen Sie sich über Ihre Atemfrequenz nicht allzu viele Gedanken. Idealerweise sollte sich diese nicht erhöhen. Sie kann sich aber erhöhen, wenn Ihr KP-Wert unter 20 Sekunden liegt. Wenn sich Ihre Atemfrequenz erhöht, dann versuchen Sie sich zu beruhigen und Ihre Atmung wieder zu verlangsamen. Sobald sich Ihr KP-Wert erhöht, wird sich die Atemfrequenz ganz automatisch verringern.

Ziel der gesamten Übung ist es, Ihr Atemmuster von einer unkontrollierten, schweren, geräuschvollen, unregelmäßigen, anstrengenden, angespannten und ineffizienten Atmung, wie sie typisch für einen niedrigen KP-Wert ist, zu einer ruhigen, leisen, leichten, regelmäßigen, mühelos entspannten und effizienten Atmung zu verändern.

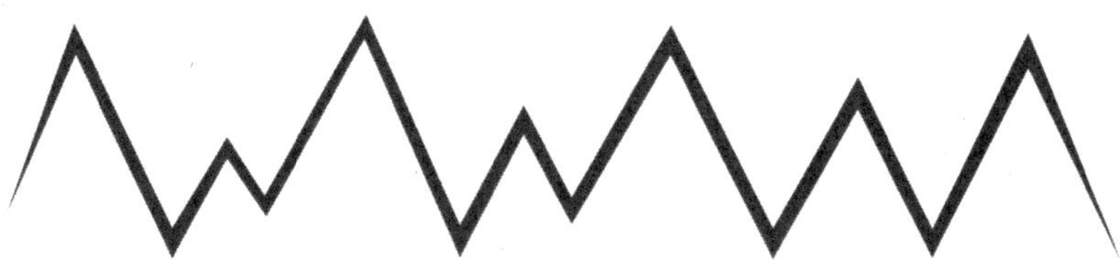

KP-Wert unter 10 Sekunden: geräuschvolle, laute, schwere, angespannte, ungleichmäßige, anstrengende, ineffiziente Atmung

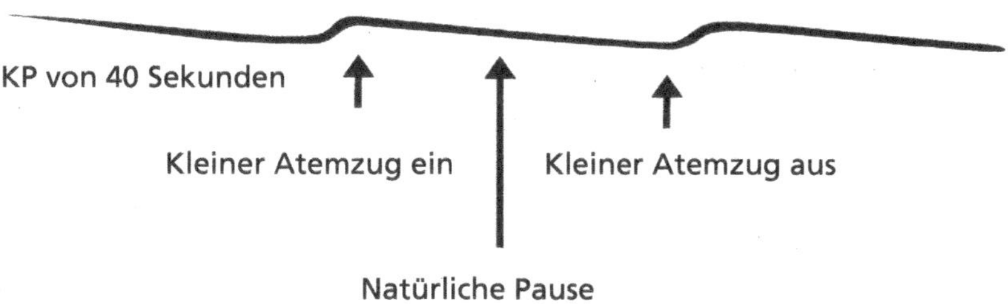

KP-Wert 40 Sekunden: ruhige, leise, leichte, entspannte, gleichmäßige, mühelose, effiziente Atmung

Übungsprogramm zur Atemkorrektur

Es gibt unterschiedliche Wege zur Atemkorrektur: Sie können einem festen Übungsprogramm folgen oder die Übungen frei in Ihren Alltag integrieren. Im Folgenden erfahren Sie, was Sie bei beiden Vorgehensweisen beachten sollten.

Wir beginnen mit dem festen Trainingsablauf. Am Ende dieses Buches finden Sie Kopiervorlagen, in die Sie Ihre Werte und Fortschritte eintragen können.

Festes Übungsprogramm zur Atemkorrektur

1. Messen Sie Ihren Puls.
2. Messen Sie Ihre Kontrollpause.
3. Atmen Sie für vier Minuten mit reduziertem Volumen.
4. Warten Sie zwei Minuten und messen Sie Ihre Kontrollpause erneut.
5. Wiederholen Sie diesen Ablauf (vier Minuten Atemreduktion – zwei Minuten Pause – KP-Wert messen) insgesamt viermal.
6. Messen Sie noch einmal Ihren Puls.

Am Ende der vier Durchgänge sollte Ihr KP-Wert etwa 25 Prozent höher liegen als am Anfang.

Der Puls, der am Ende der 20 Minuten gemessen wird, sollte ein paar Schläge pro Minuten niedriger sein als jener am Anfang. Wenn Ihr Puls höher ist, ruhen Sie sich für ein paar Minuten aus und messen Sie ihn erneut. Sollte er immer noch hoch sein, standen Sie während der Übung zu sehr unter Stress. Achten Sie bei Ihrem nächsten Training darauf, dass Sie einen Luftmangel spüren, aber widmen Sie der Entspannung mehr Aufmerksamkeit.

Der normale Ruhepuls eines Erwachsenen liegt zwischen 60 und 80 Schlägen pro Minute. Der Puls eines Kindes wird höher sein. Er verringert sich mit zunehmendem Alter.

Eine 20 bis 30 Minuten lange Trainingseinheit gleich morgens nach dem Aufwachen ist ein hervorragender Ausgleich zum schweren Atmen in der Nacht vorher. Wiederholen Sie den Ablauf während des Tages einige Male und absolvieren Sie ihn auch unmittelbar vor dem Schlafengehen. Indem Sie Ihre Atmung vor dem Zubettgehen reduzieren, schaffen Sie gute Voraussetzungen für einen ruhigen und erholsamen Schlaf. So starten Sie voller Energie in den nächsten Tag.

Wenn Sie die vier Vier-Minuten-Durchgänge absolvieren, erhalten Sie den Luftmangel über die gesamten vier Minuten hinweg aufrecht. Die Atmung nur während der ersten 30 Sekunden zu reduzieren und in den verbleibenden dreieinhalb Minuten dann wieder schwer zu atmen, hilft Ihnen nichts.

Möglicherweise empfinden Sie es als schwierig, dreimal täglich 20 Minuten für Ihr Training aufzubringen. Geben Sie einfach Ihr Bestes. Machen Sie sich klar, dass jede Minute, die Sie der Atemreduktion widmen, Ihrem Geist eine Minute Pause vom endlosen Strom sich wiederholender Gedanken ermöglicht. Ihr Geist braucht gelegentlich eine solche Pause. Indem Sie Ihren Atem beobachten, ihm nachspüren und ihn reduzieren, schaffen Sie gleichzeitig eine Auszeit für Ihren Geist.

Freies Übungsprogramm zur Atemkorrektur

Wenn Sie das Gefühl haben, Sie können das Atmen mit reduziertem Volumen gut in Ihren Alltag integrieren, dann legen Sie über den Tag verteilt mehrere Male eine Trainingseinheit ein. Reduzieren Sie Ihre Atmung und erzeugen Sie jeweils einen vier bis fünf Minuten andauernden Lufthunger.

Indem Sie Ihre Übung jeden Tag insgesamt 90 Minuten lang machen, können Sie Ihr Atemzugvolumen auf ein normales Maß zurückführen.

Das ist einfacher, als Sie vielleicht annehmen. Wenn Sie zu Fuß unterwegs sind, dann atmen Sie die ganze Wegstrecke lang durch die Nase und reduzieren Sie Ihre Atmung. Wenn Sie gern meditieren, dann reduzieren Sie das Atemzugvolumen während der Meditation. Wenn Sie gern Autofahren, dann üben Sie die Atemreduktion auf der Fahrt. Wenn Sie fernsehen oder lesen, verringern Sie die Atmung bei diesen Tätigkeiten. Atemreduktion ist auch während der Arbeit am Computer möglich. Es ist nicht zwingend erforderlich, dass Sie bei der Atemreduktion den Finger unter die Nase legen. Worauf es ankommt, ist, dass Sie Brustraum und Zwerchfell entspannen und weniger atmen als gewöhnlich.

Sie atmen weniger, wenn Sie einen erträglichen Lufthunger spüren. Halten Sie dieses Gefühl mehrmals am Tag vier Minuten lang aufrecht (freies Vorgehen) oder absolvieren Sie das komplette Übungsprogramm mit den vier Einheiten à vier Minuten am Stück (fester Trainingsablauf).

Wenn Ihr Bauch sich bei der Übung anspannt oder Sie nervös werden, ist der Luftmangel zu groß. Das kann Spannungen erzeugen. Falls das passiert, lenken Sie sich einige Sekunden lang ab und kehren Sie anschließend zu einer sanft reduzierten Atmung zurück.

Durch die regelmäßige Praxis wird Ihre Atmung ruhig, leise und nahezu unsichtbar werden. Die Alternative ist, dass Sie weiterhin überatmen und Ihrem Gehirn so Sauerstoff vorenthalten. Die Folge ist eine verstärkte Gedankenaktivität – Sie werden ganz von Ihren Gedanken absorbiert.

Die Atemreduktion dient zwei verschiedenen Zielen: Das Erste ist die Verbesserung der Sauerstoffversorgung im Gehirn, das Zweite ist, die Aufmerksamkeit weg vom Gedankenkreisen und hin zum Körper zu lenken. Im Zusammenspiel sind das zwei sehr machtvolle Werkzeuge, um eine übersteigerte Gedankenaktivität und Angstzustände zu lindern.

Atemreduktion im Alltag

Während ich diese Zeilen schreibe, sitze ich in einem Café in Spiddal im irischen County Galway. Auf der hölzernen Tischplatte steht eine Tasse Kaffee, im Hintergrund läuft Musik – klassische anstelle der üblichen traditionell irischen. Die Leute unterhalten sich, und die Kaffeemaschine macht Brühgeräusche. Draußen scheint die Sonne.

Ich spüre meinen Atem und folge der Ein- und Ausatmung. Mein Atem fließt ruhig und langsam. Ein und aus, ein und aus. Ich spüre, wie meine Bauchdecke sich kaum merklich langsam hebt und senkt. Zwischen den Atemzügen entsteht eine Pause. Ganz natürlich, ohne jede bewusste Anstrengung. Ich entspanne meinen Körper und spüre, wie meine Atmung ruhiger wird. Sie verlangsamt sich allmählich, wird langsamer und langsamer. Ein leichter, sehr milder Luftmangel entsteht.

Ich merke, dass mein Bauch ein wenig verkrampft ist, weiß aber nicht genau, woran das liegt. Ich richte meine Aufmerksamkeit auf meinen Bauch. Neue Gäste sind gekommen oder werden an einen freien Tisch geführt. Ich schreibe weiter, während ich meinem Atem folge. Ich beobachte meinen Atem, spüre ihm nach. Mein Geist ist ruhig, friedvoll und entspannt. Ich spüre eine intensive Achtsamkeit. Ich beobachte meinen Atem weiter, höre die Umgebungsgeräusche, die Musik, die Gesprächsfetzen.

Touristen verbringen hier ihren Urlaub. Jemand spricht darüber, dass man in Shannon keine Steuern zahlen muss. Ich bringe meine Aufmerksamkeit zurück zu meiner Atmung, die Spannung in meinem Bauch hat sich jetzt gelöst. Ich folge meinem Atem. Mein Brustkorb bewegt sich nicht im Geringsten. Meine Bauchdenke hebt und senkt sich. Ruhige, langsame, entspannte, gleichmäßige Atemzüge. Ein geringfügiger Lufthunger. Ich halte ihn aufrecht.

Ein neuer Besucher tritt ein. Die Bedienung scheint ihn zu kennen, da sie gleich weiß, was er trinken möchte. Sie ist ein hübsches irisches Mädchen. Ich nehme einen Schluck Kaffee und schmecke seine milde Bitterkeit, in die sich die Süße des braunen Zuckers mischt. Ich kehre zurück zu meinem Atem und schreibe weiter. Mein Geist ist frei von Spannung – keine Ängste, kein Gedankenkreisen. Mein Atem ist ruhig, sehr ruhig.

4

Ihr Weg zu einem ruhigen Geist

Meiner Erfahrung nach haben Personen, die regelmäßig Sport treiben, Ängste und Stress besser im Griff als Menschen, die nicht trainieren. Daher widme ich mich in diesem Kapitel der Frage, wie Sie sicher trainieren und den maximalen Nutzen daraus ziehen können.

Warum es so wichtig ist, körperlich aktiv zu sein

Es gibt zwei Möglichkeiten, um die CO_2-Werte im menschlichen Organismus zu erhöhen: Die Erste ist, das Atemzugvolumen zu reduzieren. Die Zweite ist, durch regemäßigen Sport mehr CO_2 zu produzieren.

CO_2 wird durch Zellatmung hergestellt, indem Nährstoffe und Sauerstoff in Energie umgewandelt werden. Ein trainierender Muskel produziert mehr CO_2 und erhält deshalb auch mehr Sauerstoff aus dem Hämoglobin. Sie erinnern sich: CO_2 lockert die Verbindung zwischen dem Sauerstoff und dem Hämoglobin innerhalb der roten Blutzellen.

Nasenatmung

Ein niedriger KP-Wert geht mit einem größeren Atemzugvolumen einher. Daher sollten Sie nie durch den Mund atmen, wenn Ihr KP-Wert unter 20 Sekunden liegt: Ihre Atmung übersteigt sonst den tatsächlichen Bedarf Ihres Körpers. Bei einem KP-Wert über 20 Sekunden ist es in Ordnung, den Mund beim Sport über kurze Phasen offen zu haben.

Grundsätzlich sollten Sie jedoch stets durch die Nase atmen. Anfangs mögen Sie das für unmöglich halten, da Sie sich so sehr an die Mundatmung gewöhnt haben. Aber machen Sie sich keine Gedanken: Die reine Nasenatmung ist einfach zu schaffen. Am Anfang haben Sie vielleicht den Eindruck, als seien Sie nicht in der Lage, so schnell zu laufen wie mit offenem Mund. Sie werden sich stärker außer Atem fühlen. In ein paar Tagen aber wird dieses Gefühl verschwinden und Sie werden sogar besser laufen können: denn Qualität siegt über Quantität.

Durch das Training wird sich Ihr Atemzugvolumen erhöhen. Das ist kein Problem, solange sich auch Ihr Stoffwechsel intensiviert. Je niedriger jedoch Ihr KP-Wert ist, desto weniger wird beides übereinstimmen. Darum ist es wichtig, dass Sie Ihren Atem stets unter Kontrolle haben.

Fordern Sie sich

Um den größten Nutzen aus körperlichen Aktivitäten zu ziehen, ist es wichtig, dass Sie dabei Lufthunger verspüren. Anders gesagt: Sie sollten so intensiv trainieren, dass Sie außer Atem kommen. Idealerweise bewegen Sie sich so lange, dass Sie ins Schwitzen kommen. Es ist zum Beispiel ein großartiges Training, eine halbe Stunde lang zügig zu gehen und dabei den Mund geschlossen zu halten.

Bei einem niedrigen KP-Wert passiert es leicht, dass die Atmung beeinträchtigt wird, daher sollten Sie achtsam vorgehen. Gehen Sie schrittweise voran und überschreiten Sie nicht gewaltsam die Grenze, an der Sie nicht mehr in der Lage sind, Ihre Atmung zu kontrollieren. Gleichzeitig sollten Sie einen erträglichen Luftmangel spüren.

Beim Training können Sie auf drei Arten Lufthunger erzeugen:

1. Halten Sie den Mund geschlossen und steigern Sie das Tempo.
2. Reduzieren Sie während der körperlichen Aktivität Ihre Atmung.

Machen Sie während des Trainings Atemanhalteübungen (Erklärungen zum genauen Vorgehen folgen weiter unten).

Wenn der Lufthunger so groß wird, dass Sie Ihren Mund öffnen müssen, reduzieren Sie die Geschwindigkeit und beruhigen Sie Ihren Atem. Sie werden sich schneller erholen, wenn Sie den Mund geschlossen halten. Wenn Sie Gehen oder Walken, dann starten Sie allein oder vereinbaren Sie mit Ihrem Trainingspartner, beim Training nicht zu sprechen. Denn mit Reden würden Sie alle Vorteile zunichtemachen.

Bleiben Sie entspannt

Wenn Sie mit dem Training beginnen, richten Sie die Aufmerksamkeit abwechselnd auf Ihren Atem und das, was in Ihrem Körper vorgeht. Die Trainingszeit gehört ganz allein Ihnen – verbringen Sie sie nicht damit, Probleme zu wälzen. Verpflichten Sie sich dazu, in dieser halben Stunde mit Ihrer Aufmerksamkeit immer wieder zu Ihrem Körper und Ihrem Atem zurückzukehren.

Ich selbst versuche, jeden Tag eine Stunde draußen zu trainieren. Beim Gehen richte ich meine Aufmerksamkeit ganz auf meinen Atem. Ich folge meinem Atem und atme über das Zwerchfell. Ich spüre in die Bauchgegend hinein. Ist sie angespannt, dann richte ich meine Aufmerksamkeit dorthin und entspanne den Bereich. Mit ein wenig Vorstellungskraft und Konzentration lässt sich jede Spannung lösen. Dann lenke ich die Aufmerksamkeit wieder auf meine Atmung. Ist sie beschleunigt? Ist sie mühelos? Ist sie schnell? Ist sie heftig? Spüre ich einen erhöhten Luftbedarf oder nicht? Ich folge meinem Atem, ohne ihn zu analysieren – ich nehme ihn einfach nur wahr.

Anfangs ist mein Atem relativ ruhig. Ich gehe zunächst zehn Minuten lang, um Kohlendioxid anzusammeln, bevor ich das Tempo steigere. Das hilft mir, ruhig weiterzuatmen, wenn ich schließlich zum Joggen übergehe. Während des gesamten Laufs folge ich weiterhin einfach meinem Atem, bleibe mit meiner Aufmerksamkeit bei meinem Körper und entspanne mich.

Es ist ein wunderbares Gefühl, wenn man die Aufmerksamkeit vom Kopf in den Körper lenkt. Auch beim Joggen halte ich meinen Mund durchgängig geschlossen. Ich fühle die sanften Vibrationen, die bei jedem Schritt durch meinen Körper fließen. Gleichzeitig versuche ich, meinen Bauch vollkommen zu entspannen. Von Zeit zu Zeit tauchen Gedanken auf. Sobald das passiert, nehme ich es wahr und kehre dann mit der Aufmerksamkeit wieder zurück zu meiner Atmung.

Diese Art körperlichen Trainings ist eine Form der Meditation. Sie bietet uns eine hervorragende Gelegenheit, die Aufmerksamkeit vom Geist abzuziehen und auf das zu richten, was im Körper vorgeht. Außerdem lässt die körperliche Anstrengung den Geist ruhig werden. Nach einigen Minuten spüre ich das für das Training typische Hochgefühl – das sogenannte Runner's High. Mein Körper ist warm, ich beginne zu schwitzen, mein Atem geht schneller, und mein Kopf ist angenehm klar. Weil ich den Mund beim Joggen immer geschlossen halte, erholt sich meine Atmung rasch.

Unabhängig davon, welche Art von Training Sie absolvieren: Beobachten Sie Ihre Atmung und spüren Sie in Ihren Körper hinein. Sagen Sie bei eventuellen Spannungen im Bauchraum immer wieder: Entspann dich, entspann dich, entspann dich.

Richtig atmen beim Training

Um herauszufinden, ob Sie während des Trainings korrekt atmen, gehen Sie folgendermaßen vor:

1. Messen Sie vor dem Training Ihren KP-Wert.
2. Absolvieren Sie Ihr Training.
3. 15 bis 30 Minuten nach Trainingsende messen Sie Ihren KP-Wert erneut.

Eine Viertelstunde nach dem Training sollte Ihr KP-Wert höher sein als vor Beginn des Trainings. Halten Sie zwei Dinge im Bewusstsein:

1. Wenn Sie Ihren KP-Wert sofort nach dem Training messen, ist er möglicherweise niedriger als vor dem Training. Das liegt daran, dass der Luftmangel noch besteht.
2. Ist Ihr KP-Wert 30 Minuten nach dem Training immer noch niedriger als der eingangs gemessene, dann haben Sie beim Training zu schwer geatmet.

Wer Sport treibt, ist entspannter

Stresssignale sind auf Veränderungen in unserem Körper zurückzuführen. Sie dienen in erster Linie dazu, uns zu helfen. Wenn wir unter Stress stehen, wurde unsere Kampf-oder-Flucht-Reaktion aktiviert und unser Körper macht sich bereit für Bewegung. Um diese Aktivierung wieder zu lösen, machen Sie am besten einen Spaziergang, gehen eine Runde joggen oder absolvieren irgendein anderes Training, das Ihnen Spaß macht. Wenn Ihnen dies gerade nicht möglich ist, dann kontrollieren Sie Ihre Atmung und sorgen Sie dafür, dass Sie zu einem späteren Zeitpunkt des Tages körperlich aktiv sind.

Menschen, die regelmäßig Sport treiben, sind ruhiger und produktiver als andere. Körperliches Training ermöglicht nach einer Aktivierung der Kampf-oder-Flucht-Reaktion eine raschere Regeneration. Die Hormone, die bei Stress im Körper ausgeschüttet werden, werden schneller abgebaut, und alle Körpersysteme können wieder in ihren normalen Modus zurückkehren. Training löst außerdem aufgestaute negative Energien, es steigert das Selbstwertgefühl und es bietet eine gute Gelegenheit, aus dem Alltagstrott herauszukommen.

Im Folgenden möchte ich die wichtigsten Punkte im Hinblick auf körperliches Training noch einmal für Sie zusammenfassen:

- Regelmäßiges Training ist absolut notwendig.
- Trainieren Sie innerhalb Ihres Leistungsrahmens.
- Atmen Sie während des Sports niemals durch den Mund, wenn Ihr KP-Wert bei weniger als 20 Sekunden liegt.
- Je kürzer Ihre KP ist, desto vorsichtiger sollten Sie während des Sports sein.
- Spüren Sie während des Sports ein Verlangen nach Luft.
- 30 bis 60 Minuten Sport pro Tag können eine wunderbare Hilfe sein, um Ihre KP zu verbessern.
- Stellen Sie sicher, dass Sie sich zuerst mit geschlossenem Mund für zehn Minuten aufwärmen.
- Stellen Sie außerdem sicher, dass Sie Ihre Atmung direkt nach Ende des Sports beruhigen.
- Sprechen Sie nicht – gehen oder laufen Sie.

Atemanhalteübung während des Sports

Bei dieser Atemübung geht es darum, den Atem während der körperlichen Aktivität nach der Ausatmung anzuhalten. Sie können die Übung beim Gehen, Seilspringen, Trampolinspringen oder Radfahren absolvieren. Es ist auch eine sehr effektive Übung, um die Atmung über den Tag hinweg zu reduzieren – damit sie ruhig und sanft bleibt. Wie lange Sie Ihren Atem anhalten sollen, hängt von Ihrer Gesundheit und Ihrem KP-Wert ab.

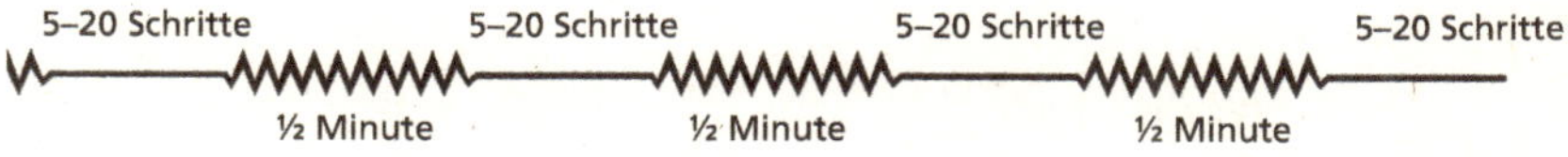

1. Atmen Sie im Gehen ein und aus. Halten Sie dann den Atem an, während Sie gehen.
2. Gehen Sie fünf bis 20 Schritte mit angehaltenem Atem.
3. Atmen Sie dann weiter, während Sie weitergehen.
4. Nach 30 Sekunden bis einer Minute Gehen bei normaler Atmung wiederholen Sie das Atemanhalten wie oben beschrieben.

Achten Sie darauf, dass Sie die ganze Zeit über entspannt sind. Sollten Sie Spannungen im Bauch- oder Brustraum spüren, versuchen Sie, die betreffende Region zu entspannen.

Es gibt keine starre Regel dafür, wie oft Sie die Atemanhalteübung machen sollten. Allerdings gilt: Je öfter Sie über den Tag hinweg den Atem anhalten, desto besser. Das Ziel jedes Trainings ist es, warm zu werden und ins Schwitzen zu kommen. Die Kombination des Gehens mit der Atemanhalteübung bringt dabei mehr als das Gehen allein, weil ein etwas größerer Luftmangel erzeugt wird.

Machen Sie sich keine Sorgen, wenn Sie während der Atemanhalteübung beim Sport leichte Kopfschmerzen bekommen. Das ist ein gutes Zeichen und zeigt, dass Ihre CO_2-Werte gestiegen sind. Die Kopfschmerzen werden bald wieder verschwinden – und dann werden Sie sich deutlich besser fühlen.

Gesunder Schlaf

Ein niedrigerer KP-Wert, der von einem zu hohen Atemvolumen zeugt, geht mit vielen der folgenden Symptome einher. Wie viele davon treffen auch auf Sie zu?

- Schnarchen
- Schlafapnoe (wiederkehrende Atemaussetzer während der Nacht)
- Schlafstörungen
- Nachtschweiß
- Gedankenrasen
- Alpträume
- Gänge zur Toilette gegen 5 oder 6 Uhr morgens
- Bei Kindern: Bettnässen während der Nacht
- Bleierne Müdigkeit nach dem Erwachen
- Benebeltes Gefühl (»Brain Fog«) nach dem Aufwachen
- Trockener Mund
- Beschwerden der oberen oder unteren Atemwege

Lösungsansätze für nächtliche Symptome des Überatmens

- Essen Sie zwei Stunden vor dem Zubettgehen nichts mehr, da Essen die Atmung verstärkt.
- Das Schlafzimmer sollte kühl, jedoch nicht kalt sein. Es ist besser, wenn das Schlafzimmer unbeheizt ist. Idealerweise lässt es sich lüften. Auch Zudecke und Bettwäsche sollten nicht übermäßig warm sein. Hohe Temperaturen führen zu übermäßiger Atmung.
- Schlafen Sie nicht auf dem Rücken, sondern auf dem Bauch oder auf der linken Seite. Auf dem Rücken zu schlafen ist mit Abstand die schlechteste Schlafposition, da der Atemwiderstand so am geringsten ist. Das Schlafen in Bauchlage ist vorzuziehen, weil Ihr auf der Matratze ruhendes Körpergewicht Ihnen in dieser Position dabei hilft, weniger zu atmen.
- Wichtig ist, dass Ihr Mund die ganze Nacht über geschlossen bleibt.

Um Schlaflosigkeit entgegenzuwirken, entspannen Sie sich vor dem Zubettgehen 15 Minuten lang und reduzieren Sie dadurch Ihre Atmung. Setzen Sie sich auf einen Stuhl oder nehmen Sie eine Meditationshaltung ein. Schließen Sie die Augen und folgen Sie Ihrem Atem. Erlauben Sie Ihrem Atem ganz bewusst, sich zu beruhigen und zu entspannen. Spüren Sie einen noch angenehmen, erträglichen Luftmangel. Auf diese Weise schaffen Sie eine gute Voraussetzung für einen störungsfreien Schlaf.

Mit geschlossenem Mund schlafen

Ich empfehle Erwachsenen, den Mund nachts mit medizinischem Tape zu verschließen. Es ist in den meisten Apotheken und Drogeriemärkten erhältlich. Am besten eignet sich zweieinhalb Zentimeter breites Klebeband. Kleben Sie es waagerecht über die Lippen, um den Mund zu bedecken. Wenn das bei Ihnen nicht geht, kleben Sie es senkrecht auf. Falten Sie vor dem Aufkleben eine der Ecken um, so können Sie es am Morgen einfacher wieder entfernen. Alternativ können Sie spezielle Bandagen beziehungsweise Kinnbinden verwenden, die bewirken, dass der Mund nachts geschlossen bleibt.

Wenn Sie auf diese Art gewährleisten, dass Ihr Mund in der Nacht geschlossen ist, schlafen Sie besser und wachen am Morgen mit wesentlich mehr Energie auf. Nachts mit geschlossenem Mund zu schlafen führt auch bei allen anderen oben aufgeführten Symptomen zu einer Verbesserung. Verwenden Sie das Klebeband nicht, wenn Sie viel Alkohol getrunken haben, Epileptiker sind oder wenn Sie an Übelkeit leiden.

Es ist verständlich, dass manche Menschen Panik befällt, wenn sie an einen zugeklebten Mund denken. Dann kann es helfen, das Band eine halbe Stunde vor dem Zubettgehen auf den Mund zu kleben. So hat man genug Zeit, um sich an das Gefühl zu gewöhnen und Unbehagen abzuschütteln. Die ersten Nächte wird es sich vermutlich ein wenig seltsam anfühlen, ein Klebeband auf dem Mund oder eine Bandage ums Kinn zu haben – doch man gewöhnt sich schnell daran. Es kann auch sein, dass sich das Tape während der Nacht löst, aber dann haben Sie immerhin schon einige Stunden durch die Nase geatmet.

Verwenden Sie Tape oder Bandage so lange, bis Sie nachts automatisch durch die Nase atmen. Das dauert bei jedem Menschen unterschiedlich lange. Die Nasenatmung bewirkt, dass Ihr Mund beim Aufwachen natürlich feucht ist. Ist Ihr Mund morgens trocken, dann wissen Sie, dass Sie noch mit offenem Mund geschlafen haben.

Meditation und Achtsamkeit

Meditation heißt schlicht, den Geist zu beruhigen und zu entspannen. Konzentration auf den Atem, in den Körper hineinspüren, seine Sinne bewusst zu nutzen – das ist Meditation.

In den Körper hineinspüren

Achtsam in den Körper hineinzuspüren ist eine wirklich großartige Sache. Wir westlichen Menschen schenken dem kaum jemals Beachtung, es sei denn, wir haben Schmerzen. Wenn wir keine Schmerzen haben, verschwenden wir selten einen Gedanken an unseren Körper. Kaum jemals nehmen wir das Schwingen der Energie in unserem Körper wahr. Dabei ist der Körper unsere Verbindung mit dem Leben selbst. Unser Körper ist Leben.

Wenn Sie es nicht gewohnt sind, Ihre Aufmerksamkeit Ihrem Körper zuzuwenden, dann fangen Sie langsam damit an. Wenn Sie bereits Erfahrung damit haben, ihrem Atem zu folgen und ihn zu reduzieren, dann wird Ihnen die folgende Übung leichtfallen.

Schließen Sie Ihre Augen und lenken Sie die Aufmerksamkeit auf eine Ihrer Hände. Fühlen Sie die Hand von innen. Verharren Sie mit Ihren Gedanken für einen Moment im Energiefeld Ihrer Hand. Wenn Sie ein gutes Gefühl für das innere Energiefeld Ihrer Hand entwickelt haben, weiten Sie Ihre Aufmerksamkeit aus und richten sie auf Ihren Arm. Spüren Sie das gemeinsame Energiefeld Ihrer Hand und Ihres Armes. Analysieren Sie nichts, denken Sie nicht darüber nach, spüren Sie einfach hin.

Als Nächstes richten Sie Ihre Aufmerksamkeit auf Ihren Brustraum und fühlen ihn einige Minuten lang von innen. Dann wandern Sie weiter zu Ihrem Bauch. Spüren Sie nach, ob es hier irgendwelche Spannungen gibt. Ist Ihr Magen verkrampft, dann stellen Sie sich vor, dass er sich nach und nach immer mehr entspannt. Fühlen Sie, wie der gesamte Bauchraum sich ganz von selbst entspannt. Spüren Sie, wie die Spannung sich löst. Je aktiver Ihre Gedanken sind, desto stärker neigt Ihr Bauch dazu zu verkrampfen. Nutzen Sie Ihre Vorstellungskraft, um diesen Teil Ihres Körpers zu entspannen.

Jetzt spüren Sie gleichzeitig das Energiefeld beider Hände, beider Arme, Ihrer Brust- und Bauchregion. Bleiben Sie mit Ihrer Aufmerksamkeit in diesen Bereichen. Ihr Körper genießt die Aufmerksamkeit, die Sie ihm schenken. Solange Sie Ihre Aufmerksamkeit auf den Körper konzentrieren, ist Sie von ihrem Geist abgezogen. Der Geist stellt seine unablässige Gedankenaktivität ein.

Wenn Sie sich darauf konzentrieren, Ihre Atmung zu reduzieren, machen Sie Ihren Kopf frei. Sie ermöglichen ihrem Geist eine Pause von seinem ununterbrochenen Kreisen. Wie wohltuend das ist!
Wenn Sie aufmerksam in Ihren Körper hineinspüren, machen Sie Ihren Kopf frei. Sie nehmen Ihren Geist wieder aktiv in Besitz.
Wenn Sie mit Ihrer Aufmerksamkeit ganz bei Ihren Sinnen sind, machen Sie Ihren Kopf frei. Als Sie ein Kind waren, war das Ihr ganz natürlicher Zustand.

Es ist ganz einfach: Wir können nicht gleichzeitig achtsam in unseren Körper hineinspüren und uns gleichzeitig im Gedankenkarussell verlieren. Mit ein wenig Übung werden Sie bald in der Lage sein, Ihren gesamten Körper vom Kopf bis zu den Füßen achtsam zu spüren.

Richten Sie Ihre Aufmerksamkeit im Laufe des Tages, während Sie Ihren Verpflichtungen nachgehen, immer wieder auf Ihre Atmung und spüren Sie in Ihren Körper hinein. Wenn Sie zum Beispiel Autofahren, richten Sie 70 Prozent Ihrer Aufmerksamkeit auf das Fahren und zu 30 Prozent spüren Sie in Ihren Körper hinein. Wenn Sie zu Fuß gehen, spüren Sie, wie sich Ihr ganzer Körper entspannt. Lassen Sie Ihre Sinne, wenn Sie fernsehen, nicht vollkommen von der Sendung gefangen nehmen, sondern fühlen Sie in Ihren Körper hinein. Wenn Konflikte gezeigt werden, ziehen Sie Ihre Aufmerksamkeit unverzüglich davon ab und richten Sie sie in Ihren Körper. Lassen Sie sich nicht von den Spannungen, dem Stress, dem Ärger und den Kämpfen populärer Fernsehserien absorbieren. Noch besser wäre es, sie gar nicht erst anzuschauen. Die Popularität solcher Serien ist ein Symptom unserer verrückten Welt. Wenn Sie sich Ihrem Partner, Ihren Kindern, Freunden, Verwandten oder sonst jemandem zuwenden, dann hören Sie ihm mit Ihrem ganzen Körperbewusstsein zu. Spüren Sie Ihren Körper, während Sie zuhören. Das ist *echtes* Zuhören.

Nehmen Sie beim Essen den Geschmack des Essens wahr und spüren Sie dabei in Ihren Körper hinein. Bleiben Sie in Ihrem Körper – auch wenn Sie nachts im Bett liegen. Ihren Körper zu spüren ist nichts, was Sie hin und wieder zwischendurch tun sollen. Sie bewohnen Ihren Körper dauerhaft: Gehen Sie daher mit Ihrer Aufmerksamkeit weg von Ihrem Kopf und Ihrer Geschichte und verbinden Sie sich mit Ihrem Körper – jede Minute, jede Stunde, jeden Tag.

Sie können Ihren Geist immer noch für praktische Sachverhalte nutzen, wann immer Sie ihn benötigen. Dennoch wird es Ihnen auf diese Weise gelingen, die ebenso verheerende wie sinnentleerte Gewohnheit repetitiven Denkens einzuschränken. Unser Körper verfügt über eine weit größere Intelligenz als irgendeine Ansammlung von Gedanken. Verschmelzen Sie mit dieser Intelligenz. Halten Sie sich nicht von ihr fern, indem Sie ausschließlich in Ihrem Kopf leben.

Solange Ihre Aufmerksamkeit in Ihren Körper hinein gerichtet ist, ist Ihr Geist ruhig. Sobald Sie einen Moment darin nachlassen, in Ihren Körper hineinzuspüren, sind Sie wieder in Ihrem Kopf gefangen. Das wird anfangs ziemlich oft passieren. Machen Sie sich keine Vorwürfe, wenn es Ihnen schwerfällt, Ihre Aufmerksamkeit mehr als einige Minuten lang in Ihren Körper hinein zu richten. Unser bewegter, aktiver Geist ist es nicht anders gewohnt. Um diese Gewohnheit zu ändern, kehren Sie mit Ihrer Achtsamkeit immer wieder in Ihren Körper zurück. Wenn Ihr Geist wieder abschweift, dann fokussieren Sie ihn wieder neu. Je öfter Sie das üben, desto besser und einfacher geht es.

Ihre Gedankenaktivität unterliegt Ihrer Entscheidung. Wollen Sie weiterhin unablässig den verrückten Unsinn, der Ihren Kopf durchläuft, wiederholen, oder wollen Sie sich mit dem Leben verbinden? Bringen Sie Ihre Aufmerksamkeit zurück in Ihren Körper.

Wenn Sie geübter darin sind, Ihre Achtsamkeit in Ihren Körper hinein zu richten, dann beginnen Sie langsam damit, Entspannung mit sanfter Atemreduktion zu integrieren. Erlauben Sie es Ihrem Atem, während Sie entspannt sind, ganz von selbst zur Ruhe zur kommen. Spüren Sie einen erträglichen und noch angenehmen Luftmangel. Spüren Sie in Ihren Körper hinein. Spüren Sie, wie Ihre Bauchdecke sich bei jedem Atemzug sanft bewegt.

Sich mit den Wundern des Lebens verbinden

Die meisten von uns haben das Glück, über alle klassischen fünf Sinne zu verfügen: sie sehen, hören, fühlen, riechen, schmecken. Ein sechster Sinn ist die Intuition; das bedeutet, dass man etwas schon im Vorhinein spürt oder aufgrund eines Gefühls oder einer Vorahnung weiß, welches Vorgehen gut ist. Logische Prozesse spielen in diesem Fall keine Rolle.

Unsere fünf Sinne ermöglichen es uns, das Leben auf der Erde unmittelbar zu erfahren. Doch wie oft nutzen wir unsere fünf Sinne wirklich mit ungeteilter Aufmerksamkeit?

Wenn wir uns vollständig auf unsere fünf Sinne konzentrieren, verlassen wir unseren Kopf und verbinden uns mit der Wirklichkeit. Wenn wir etwas anschauen, dann sehen wir es. Wenn wir etwas berühren, spüren wir es. Wenn wir etwas schmecken, dann schmecken wir es, und wenn wir etwas riechen, dann riechen wir es wirklich. Befreien Sie Ihren Geist von allen anderen Gedanken, während Sie Ihre Sinne benutzen. Seien Sie mit Ihrer Aufmerksamkeit ganz da. Stellen Sie Ihre gedanklichen Aktivitäten ab und verbinden Sie sich mit Ihrer Umgebung.

Haben Sie sich schon einmal gefragt, wie viel Zeit Sie damit verbringen, einfach nur Ihre fünf Sinne zu benutzen, ohne alles ständig im Hintergrund geistig zu kommentieren? Ist Ihre Aufmerksamkeit wirklich regelmäßig ganz auf Ihre Sinneswahrnehmungen gerichtet? Oder richten Sie Ihren Geist nur zum Teil auf Ihre Sinne, während restliche Gedanken weiter in Ihrem Kopf kreisen?

Beobachten Sie einmal, wie Kinder auf das Leben zugehen. Ihre Köpfe sind nicht bis in den letzten Winkel vollgestopft mit Gedanken. Sehen Sie die Reinheit und Klarheit von Kinderaugen – man kann buchstäblich durch sie hindurchsehen. Seien Sie selbst wie ein Kind. Kehren Sie zurück zur Unschuld und zu den Wundern der Kindheit, als noch alles neu war, aufregend und unverbraucht.

Das Wunder der Natur verschwindet, wenn ein Erwachsener beginnt, es einem Kind zu erklären: Das ist ein Baum, das eine Blume, ein Hund, eine Kuh, ein Pferd, Gras, das Gras ist grün. Kinder sehen und spüren dann nicht länger die Lebendigkeit des Baumes oder Pferdes, des Grases, der Natur. Stattdessen haben sie jetzt einen Begriff für diese ganz konkret erfahrbaren Dinge. Dies ist ein Baum. Jenes ist ein Pferd. Dort ist ein Hund. Auf einmal ist alles auf einen Namen, eine Bezeichnung reduziert. Die Empfindsamkeit für das, was sich hinter den Begriffen verbirgt, ist für immer verloren. Das Kind beginnt einzuschlafen.

Helfen Sie dem Kind: Es soll wissen, dass man ein Pferd Pferd nennt. Aber es soll auch die Lebendigkeit dessen, was sich hinter dem Wort verbirgt, spüren. Das Leben ist so glanzlos und trist, wenn die Natur auf eine Ansammlung von Benennungen reduziert wird.

Wie ist es bei Ihnen: Sind Sie mit Ihrer Aufmerksamkeit immer in Ihrem Kopf – oder sind Sie in Kontakt mit dem, was sich um Sie herum abspielt? Machen Sie es sich zur Gewohnheit, über den Tag hinweg immer wieder einmal ganz bewusst Ihre Sinne zu nutzen. Schalten Sie nicht

»auf Autopilot«, wenn Sie spazieren gehen oder Auto fahren. Nutzen Sie Ihre Augen zum Schauen, Ihre Ohren zum Hören und spüren Sie sowohl mit Ihrem inneren als auch mit Ihrem äußeren Körper. Verlassen Sie die Enge Ihres Kopfes und verbinden Sie sich über Ihren Körper mit dem Leben. Tun Sie das bewusst jeden Tag viele, viele Male.

Ihr Auftrag auf dieser Erde ist es, Ihr Leben zu leben. Sie tun das, indem Sie sich unmittelbar mit dem Leben verbinden und nicht, indem Sie in einem Gedankenschloss leben.

Wer nicht im Moment lebt, verpasst alles

Sie machen einen Spaziergang im Park. Leuchtende Farben umgeben Sie: das Grün des Grases, der blaue Himmel, die bunten Blumen. Die Sonne wärmt Ihnen Schultern und Nacken. Kinder reden, rufen und lachen voller Freude. In der Ferne bellt aufgeregt ein Hund.

Sie durchqueren den Park und gehen im Kopf durch, was Sie heute Abend essen werden, wann es Zeit ist, Ihr Kind von der Schule abzuholen, und was es noch einzukaufen gilt, ob Sie sich alles notiert haben oder ob auf dem Einkaufszettel etwas fehlt. »Hm, was essen wir denn heute, vielleicht sollte ich das neue Rezept ausprobieren, aber haben wir denn überhaupt noch genug Kartoffeln für dieses Gericht? Ist noch etwas von der Soße da, oder habe ich sie schon auf die Einkaufsliste gesetzt? Habe ich überhaupt meine EC-Karte eingesteckt, um die Einkäufe zu bezahlen? Ach, die Lebensmittelpreise sind wirklich hochgegangen, so teuer war es noch nie. Na ja, wenigstens habe ich ein bisschen Bewegung. Klar, ich hatte vor, noch mehr Sport zu treiben, aber es ist wirklich schwierig, die Zeit dafür zu finden. Wie spät ist es überhaupt schon? Ah, ja, ich beeile mich besser und fahre zur Schule. Ab ins Auto also, ich werde ja ohnehin wieder im Stau feststecken. Warum ist es mit dem Verkehr nur so schlimm geworden? In jedem Auto sitzt nur einer. Was macht eigentlich dieser Idiot da vor mir? Mann, fahr endlich! Warum kriechst du so? Hup, hup.«

Genau das ist der Alltag der meisten Menschen: Sie machen einen Spaziergang und bekommen nicht das Geringste mit von dem, was sich um sie herum abspielt. Alles geht an ihnen vorbei, während sie mit ihrer Aufmerksamkeit woanders sind.

Wo sind Sie mit Ihrer Aufmerksamkeit?

Gewinnen Sie die Kontrolle über Ihren Geist zurück!

Verbringen Sie möglichst oft ein wenig Zeit in natürlicher Ruhe. Die Natur hält hierfür eine Vielzahl von Möglichkeiten für uns bereit.

Ich blicke gern ins Offene. Ich habe das Glück, dass sich vor meinem Haus kilometerweit unberührtes Sumpfland erstreckt. Ich blicke mittlerweile schon seit einigen Jahren in diese Landschaft und verschmelze mit ihr, und trotzdem stehe ich jedes Mal vor ihr, als sei es das erste Mal. Ich werde eins mit dieser Umgebung, weil ich meine Gedanken abstelle und mich ihr mit meiner ganzen Achtsamkeit widme.

Ganz egal, wie oft am Tag ich dort hinaussehe, es fühlt sich immer neu und unverbraucht lebendig an. Ich blicke nicht durch eine Brille von Gedanken, Etikettierungen und Benennungen auf diese Landschaft. Ich bekomme so viel mehr, wenn ich wirklich hinsehe. Die Natur verändert sich ohne Unterlass, sie stirbt und erneuert sich. Deshalb finde ich die Landschaft jedes Mal verändert, wenn ich sie ohne geistigen Filter ansehe. Ein Fluss ist nach fünf Minuten schon nicht mehr derselbe. Das Wasser ist anders. Ein Fasan unterscheidet sich von dem anderen. Die Menschen heften ihnen vielleicht dasselbe Label an, indem sie beide »Fasan« nennen, aber jeder von ihnen ist einzigartig, schön und individuell.

Das Wesen der Natur lässt sich nicht durch gedankliche Anstrengungen erfassen. Eine echte Wertschätzung für die Natur entsteht nicht durch die Menge an Informationen, die Sie darüber haben, oder die Namen, mit denen Sie verschiedene Blumen, Vögel oder Tiere zu bezeichnen wissen. Sie halten sich nicht in der Natur auf, um Ihren Verstand zu trainieren, sondern um Ihrem Verstand eine Pause zu gönnen. Welche Rolle spielt schon der Name eines Baumes oder eines Vogels? Schauen Sie sich den Baum oder den Vogel an, ohne sich von Ihren Gedanken ablenken zu lassen, und spüren Sie deren Lebendigkeit. Das ist viel wichtiger, als für alles die korrekte Bezeichnung zu kennen.

Wenn es Ihnen sehr schwerfällt, das zu tun, und Ihr Geist Sie weiter mit Gedanken bombardiert, dann gehen Sie in ganz kleinen Schritten vor: Lassen Sie Ihren Geist in der Natur ruhiger werden, beobachten Sie Ihren Atem und spüren Sie mit Ihrer ganzen Aufmerksamkeit in Ihren Körper hinein. Spüren Sie ihn von innen. Nehmen Sie mit ihm Kontakt auf. Spüren Sie Ihren Körper, während Sie in das Leben um Sie herum eintauschen. Das Leben sorgt für die Blumen, das Gras, die Bäume und die Vögel. Es ist alles da. Die Natur ist in Stille getaucht und wird Ihnen helfen, ebenfalls zu innerer Stille zu gelangen. Sie müssen nichts anderes tun, als mit dem Denken aufzuhören.

Kleine Geschenke des Alltags

Schreiben Sie 60 Dinge auf, die Sie gern tun. Es sollten Dinge sein, die Ihren Geist so sehr in Beschlag nehmen, dass alles andere außen vor bleibt. Listen Sie alles auf (natürlich ausgenommen Alkohol und Drogen), was Ihre Aufmerksamkeit bis hin zur Selbstvergessenheit beansprucht.

Zunächst mag es Ihnen vielleicht schier unmöglich erscheinen, eine solche Liste aufzusetzen. Bei näherer Betrachtung jedoch werden Sie überrascht sein, wie viele Punkte Ihnen einfallen.

Seien Sie dankbar für jede Tätigkeit, die Sie finden. Wertschätzen Sie sie. Wenn Sie einen schlechten Tag haben und es Ihnen albern scheint, Ihren Geist zu beruhigen, dann wählen Sie eine oder zwei Tätigkeiten von Ihrer Liste aus und verbringen Sie Zeit damit. Das wird Ihre Gedankenaktivität zurückfahren und im Anschluss haben Sie eine bessere Basis, um mit Ihrem Problem umzugehen. Sie werden außerdem merken, dass die einfachen Dinge des Lebens sehr viel Freude bereiten können – und dass sie in Hülle und Fülle zur Verfügung stehen.

Auf meiner Liste stehen zum Beispiel folgende Dinge:

- In einem netten Café vor einer guten Tasse Kaffee sitzen
- Raus ins Grüne fahren

- Ins Fitnessstudio gehen
- Ein wenig Zeit in Galway verbringen
- Zeit mit Sinead verbringen
- Meditieren
- Selbsthilfebücher lesen
- Schreiben
- Mich auf meinen Atem konzentrieren
- Ein Nickerchen unter einer warmen Daunendecke
- In der Sonne sitzen
- Ein Spaziergang in der Natur
- Mit den Kindern spielen
- Einen guten Film ansehen
- Freunde treffen
- Schön essen gehen
- In der Natur geistig zur Ruhe kommen

Erstellen Sie Ihre eigene Liste und tun Sie einige der Dinge, die Sie darauf notiert haben, wenn Sie niedergeschlagen sind.

> Es kommt mehr darauf an, wie oft am Tag Sie aufmerksam in Ihren Körper hineinspüren, als auf die Dauer, über die es Ihnen zum Beispiel während einer Sitzung gelingt, konzentriert zu bleiben.

Erkennen Sie sich selbst

Jeder Mensch hat eine Art inneren Film oder einen Speicher, in dem seine Erinnerungen, Gedanken und Ereignisse aus seiner Vergangenheit abgelegt sind. Über Tausende von Jahren hinweg haben Gesellschaft, Propaganda, religiöse Überzeugungen, persönliche Meinungen und Erfahrungen zu diesem Programm beigetragen. Bei den meisten Menschen gründet das gesamte Leben auf einer Sammlung solcher gespeicherter Programme. Ihr Verhalten, ihre Ansichten, ihre Handlungen, Gedanken und Worte sind also durch Fremdeinflüsse mitbestimmt. Anders gesagt: Sie leben nicht ihr ureigenes Leben. Sie leben nach irgendeinem Programm, das bei Ihnen vorinstalliert ist.

Das ist vergleichbar mit einem Projektor im Kino: Ein Film ist eingelegt und ein Licht scheint durch den Filmstreifen, um das Bild auf die große Leinwand zu projizieren. Bei uns Menschen ist das Licht des Projektors unser wahres Ich; damit blicken wir durch einen Film unserer vergangenen Erfahrungen. Unser Leben entwickelt sich diesem Drehbuch entsprechend.

Ein Mensch, dessen Film rassistisch ist, wird automatisch jeden Farbigen als minderwertig betrachten, ohne sich dieser Einstellung überhaupt bewusst zu sein. In Weltgegenden, die von andauernden Kämpfen zwischen unterschiedlichen religiösen Gruppierungen geprägt sind, sehen die Angehörigen der jeweiligen Gruppe nicht mehr den wirklichen Menschen auf der anderen Seite. Sie sehen ihr Gegenüber durch ihren Film oder ihre Programme hindurch. Sie sehen nicht mehr das Leben eines anderen Menschen, weil sie ihn auf ein Etikett oder eine Bezeichnung reduzieren, zum Beispiel Hindu, Moslem oder Christ.

Jemand, der an einem Minderwertigkeitskomplex leidet, sieht durch seinen Film aus dem Gefühl des Ungenügens, aus Selbstkritik und geringem Selbstwertgefühl auf die Welt. Wenn er in den Spiegel schaut, wird er das, was er sieht, nicht mögen. Aufgrund der Gedanken, die in seinem inneren Programm gespeichert sind, hat er einen sehr negativen Blick auf sein eigenes Leben. Je häufiger ihm derselbe Gedanke durch den Kopf geht, desto stärker, klarer und realer scheint ihm das Bild, das er von sich selbst hat. Das kann so weit gehen, dass er infolge seiner eigenen Vorstellungen und Gedanken beginnt, sich selbst zu hassen.

Was auch immer in unserem Film beziehungsweise Programm gespeichert ist, bestimmt über unsere Einstellung zum Leben. Natürlich sind gute Filme immer noch besser als schlechte Filme – aber im Grunde trennt uns jeder Film, durch den wir auf die Wirklichkeit blicken, vom Leben. So lange wir auf Autopilot durch unser Leben gehen und uns durch unsere inneren Filme oder Programme bestimmen lassen, schlafen wir im Grunde. Wir schlafen in dem Moment ein, in dem etwa im Alter von vier Jahren unser analytischer Verstand auf den Plan tritt. Und wir schlafen bis zu unserem Tod. Wir sind lebende Tote.

So lange unsere Aufmerksamkeit in unserem Kopf gefangen bleibt, ist sie gespalten. Ein Großteil unserer Aufmerksamkeit blickt durch unseren geistigen Film, und nur ein kläglicher Rest ist auf unser Leben gerichtet.

Unser Ziel sollte es sein zuzulassen, dass sich unser wahres Selbst unmittelbar mit dem Leben verbindet und nicht durch die Brille vergangener Erfahrungen und Gedanken blickt. Ziel sollte sein, den Film beiseitezulassen und unsere Aufmerksamkeit zu 100 Prozent auf das Leben zu richten. Gedanken über Vergangenes gehören der Vergangenheit an – sie sind alt und vorbei. Sie spiegeln meist die Meinungen anderer Leute und gesellschaftliche Normvorstellungen wider. Bestenfalls sind sie Produkte unserer Einbildung – sie sind nicht das Leben.

Haben Sie jemals Ihre Gedanken beobachtet? Welche Instanz ist es, die Ihre Gedanken beobachtet? Was ist Ihr wahres Ich? Sind Sie der- oder diejenige, der die Gedanken beobachtet? Oder »sind« Sie die Gedanken, die unablässig in Ihrem Kopf ablaufen? Sie können nicht beides auf einmal sein, nicht wahr? Wer ist der Beobachter? Ist das Ihr wahres Selbst? Ist der Beobachter das Licht des Projektors? Oder ist Ihr wahres Selbst nichts als eine Ansammlung von Gedanken?

Gehen Sie diesen Fragen ernsthaft auf den Grund.

Ihr wirkliches Selbst

Ihr wirkliches Selbst ist der Teil von Ihnen, der Ihre Gedanken beobachten kann: Ihr Bewusstsein – das unterschieden werden muss von Ihrem Geist. Es bleibt selbst nach dem körperlichen Tod weiter bestehen. Das wirkliche Selbst ist beständig und unveränderlich. Manchmal bezeichnen wir es auch als Seele, wahres Ich oder höheres Wesen. Es ist eins mit allem Lebendigen.

Jegliches Leiden spielt sich außerhalb unseres wirklichen Selbst ab. Leiden spielt sich in Ihrem Geist ab, aber Sie sind nicht Ihr Geist. Sie sind nicht Ihr Arm. Sie sind nicht Ihr Bein. Sie sind nicht Ihre Hand. Wenn unser Körper stirbt, funktionieren unsere Arme, Beine und Hände nicht mehr. Das Leben ist aus ihnen gewichen. Das Leben wird dann auch aus Ihrem Geist weichen. Ihr Geist endet mit Ihrem Tod. Sie können nicht mehr denken, wenn Sie gestorben sind. Ihr Geist funktioniert nicht mehr weiter, wenn Sie im Sarg liegen. Der einzige Teil von Ihnen, der nach Ihrem körperlichen Tod weiter besteht, ist Ihr wirkliches Selbst.

Nur wenn Ihr Geist ruhig ist, haben Sie Zugang zu Ihrem wirklichen Selbst. Es ist Ihr Tor zur Freiheit.

Ihr Geist beziehungsweise Ihre Gedanken sind der Grund für Ihr Leid. Über das Denken erzeugt Ihr Geist im Körper Emotionen. Auf der anderen Seite füttern Sie Ihren Geist mit diesen Emotionen. Je mehr Sie darüber nachdenken, wie ungerecht Ihr Chef oder was für ein Idiot Ihr Nachbar ist, wie langweilig Ihre Frau oder was für ein Clown Ihr Mann ist, desto mehr Ärger baut sich in Ihrem Inneren auf. Dieser angesammelte Ärger füttert Ihren Geist – und der Geist füttert wiederum Ihre Emotionen.

Wenn Sie nicht in Ihren Gedanken gefangen wären, wenn Ihr wirkliches Selbst in unmittelbarem Kontakt mit dem Leben stünde, wäre der Ärger dann überhaut da? Was lässt den Ärger entstehen? Was schafft Anspannung?

Es sind unsere Gedanken, die unseren psychischen Gesundheitszustand begründen – nichts anderes als unsere Gedanken.

Bleiben Sie wach für den gegenwärtigen Moment und verbinden Sie sich unmittelbar mit dem Leben, statt sich der Wirklichkeit durch einen Filter von Gedanken, Erfahrungen und Erlebnissen zuzuwenden. Werfen Sie die Last dieser Gedanken ab. Legen Sie sie zur Seite. Tun Sie dies aber nicht mit Gewalt, sondern indem Sie sich bewusst machen, dass Sie nicht identisch mit Ihren Gedanken sind. Denn wenn wir nicht mit unserem Geist identisch sind, dann sind wir auch nicht identisch mit den Gedanken, die unserem Geist entspringen.

Das kann sehr befreiend sein: Wir begreifen Gedanken einfach nur als Gedanken – nicht mehr. Wir haben die Wahl, ob wir einen Gedanken weiterverfolgen oder nicht. Wir beginnen, einen Gedanken nicht als Wahrheit zu begreifen oder als etwas, an das wir uns strikt halten oder dem wir blind folgen müssen. Wir begreifen Gedanken stattdessen als einen Bestand guter und weniger guter Einflüsse, die wir in unserem inneren Film oder Programm gespeichert haben.

Mit dieser Auffassung können Sie den Film als das sehen, was er ist. Ihr wirkliches Selbst kann ohne den Filter der Gedanken erstrahlen. Nur so leben Sie wirklich in Ihrem ureigenen, natürlichen Zustand. Sobald Sie das einmal verstanden haben, wird Ihr Leben sich dauerhaft zum Positiven verändern. Wenn Sie an dieser Stelle zum ersten Mal mit diesem Konzept in Berührung kommen, dann bleiben Sie ihm treu. Das hier ist keine theoretische Abhandlung auf intellektueller Ebene. Es geht einfach nur darum, dass Sie den Unterschied zwischen Ihrem Geist (Ihren Gedanken) und Ihrem wahren Selbst verstehen. Allein davon hängt ab, wie glücklich Sie hier auf Erden sind.

Sie sind nicht, was Sie denken

Stellen Sie sich vor, Ihr rechter Arm würde niemals aufhören, sich zu bewegen. Das sähe dann so aus: Jede Minute geht ihr Arm viele Male nach oben und unten, nach rechts und links. Manchmal ist die Bewegung klein und manchmal sehr ausgreifend. Die Aktivität Ihres rechten Armes beeinträchtigt Sie sehr. Natürlich ist Ihr Arm unverzichtbar; Sie sind auch in der Lage, ihn zu lenken und ihm zu sagen, was er tun soll. Grundsätzlich kann er weiter dieselben Tätigkeiten ausführen wie Ihr linker Arm.

Der einzige Unterschied zwischen beiden ist, dass Ihr rechter Arm sich zwischen den bewussten Tätigkeiten sowie in Ruhephasen von selbst umherbewegt. Ständig stoßen Sie mit ihm irgendwo an. Sie werfen mit ihm versehentlich Gegenstände um und schlagen andere Menschen. Hin und wieder trifft es auch Sie selbst.

Sie sind daher nicht voll konzentriert, wenn Sie arbeiten, sich ausruhen oder mit anderen Menschen zusammen sind. Was Sie auch tun, Ihr rechter Arm nimmt immer einen Teil Ihrer Aufmerksamkeit ein. Selbst wenn Sie einfach nur jemandem zuhören, stört er mit seinen unablässigen Bewegungen.

Obwohl alle anderen Menschen auch einen solchen sich ständig bewegenden rechten Arm haben, reagieren sie verärgert, wenn sie einen Treffer abbekommen. Sie scheinen nicht zu realisieren, dass es nicht wirklich Sie waren, sondern ihr rechter Arm, der sie geschlagen hat.

Einige Menschen haben komplett die Kontrolle über ihren rechten Arm verloren. Sie trinken Alkohol, um ihn ruhigzustellen. Am nächsten Tag, wenn die Wirkung nachlässt, bewegt sich ihr rechter Arm dann doppelt so schnell wie sonst. Andere Menschen gehen zum Arzt, der ihnen Medikamente verschreibt, um den Arm zu beruhigen.

Ein paar Unglückliche leiden so sehr darunter, dass ihr rechter Arm sie schließlich das Leben kostet. Sie sterben durch Ihre eigene rechte Hand.

Jeder Mensch in unserem Beispiel hat einen solchen sich bewegenden rechten Arm – mit Ausnahme einiger Weniger, die erkannt haben, dass er ein Werkzeug ist, das sie beherrschen können, und dass man seinen rechten Arm durch Aufmerksamkeit kontrollieren kann. Sie wissen: Dieser rechte Arm gehört einfach zur Natur des Menschen. Über die Jahrtausende hat er sich zu einer schlechten Gewohnheit entwickelt. Er funktioniert ein wenig fehlerhaft. Er hört einfach nicht auf, sich zu bewegen.

An irgendeinem Punkt wird Ihnen schließlich klar, dass auch Sie in der Lage sind, Ihren rechten Arm zu kontrollieren. Sie erkennen, dass Sie mehr sind als Ihr rechter Arm. Er mag zwar ein Teil Ihres Körpers sein, aber Sie »sind« ja nicht Ihr Arm. Ihr wirkliches Selbst beginnt, Ihren rechten Arm und seine Bewegungen zu beobachten. Je häufiger und regelmäßiger diese Beobachtung stattfindet, desto besser verstehen Sie das Verhalten des Armes. Sie fangen an, die Auslöser zu erkennen, die ihn dazu bringen, sich schneller zu bewegen. Sie stellen fest, dass der Arm immer aktiver wird, je mehr er sich bewegt – er regt sich quasi selbst an.

Auf der Basis dieser Erkenntnis halten Sie Ihren rechten Arm durch Achtsamkeit ruhig. Am Ende können Sie Ihren Arm besser kontrollieren.

Sie sind in der Lage, sich mit dem Leben und den Dingen um Sie herum zu verbinden, ohne dass Ihr rechter Arm sich fortwährend bewegt. Der rechte Arm lenkt Sie nicht mehr ständig von allem ab, mit dem Sie sich beschäftigen.

Sie haben es sicher schon geahnt, was ich mit diesem Beispiel verdeutlichen will: Mit dem menschlichen Geist ist es ganz ähnlich wie mit dem immer in Bewegung befindlichen rechten Arm. Der Hauptunterschied ist, dass der rechte Arm sehr leicht identifizierbar ist. Der Arm ist etwas Äußerliches, sichtbar und ohne Weiteres wahrnehmbar. Der menschliche Geist hingegen ist so geschickt untergebracht, dass er leicht im Verborgenen bleibt. Er arbeitet, vor allen Blicken geschützt, ungestört im Hintergrund weiter.

Wir haben die Fähigkeit verloren, unseren Geist zu kontrollieren. Im Hintergrund ist er fortwährend in Bewegung. Machen Sie sich klar, dass Ihr Geist so etwas wie ein sich unablässig bewegender rechter Arm ist.

Achten Sie auf Ihre Gedanken

Wenn Sie Ihr Leben nicht bewusst leben, sondern in einer Art Dämmerzustand verbringen, übernehmen Ihre Gedanken vollständig die Führung. Dann gelingt es Ihnen nicht mehr, klar zwischen dem, was Sie wirklich sind, und den Gedanken, die in Ihrem Kopf ablaufen, zu unterscheiden. Sie akzeptieren Ihre Gedanken als uneingeschränkt wahr und reagieren blind darauf.

Bei den meisten Menschen bilden die Gedanken ein konstantes »Hintergrundrauschen«, dessen sie sich überhaupt nicht bewusst sind. Wenn wir aus diesem Zustand erwachen, erkennen wir den Unterschied zwischen den Gedanken in unserem Geist und dem, was wir wirklich sind. Unser wahres Ich ist voller Frieden, Heiterkeit und reiner Freude. Der außer Kontrolle geratene Geist ist verantwortlich für das Leiden, die Unruhe und das Elend.

Achten Sie auf Ihre Gedanken, um diesen Erkenntnisprozess in Gang zu setzen. Werden Sie zu einem guten Gärtner Ihres Geistes. Passen Sie sorgfältig darauf auf, was in Ihrem Geist wächst, so wie ein guter Gärtner das Unkraut in Zaum hält, das sich auf seinen Beeten auszubreiten versucht, und gleichzeitig die Blumen pflegt. Drehen Sie die Lautstärke Ihrer Gedanken bewusst hoch, um sie an die Oberfläche zu bringen. Beobachten Sie sie.

Ich spreche nicht von den Gedanken, die wir uns machen müssen, um mit einer praktischen Angelegenheit zurande zu kommen. Es geht mir um die Hintergrundgeräusche in Ihrem Kopf, während Sie in Ihrem Tagesablauf anderen Tätigkeiten nachgehen.

Haben Sie ein Auge auf repetitive Gedanken. Welche Ihrer Gedanken wiederholen sich wieder und wieder? Wie lange kreisen diese Gedanken schon durch Ihren Kopf? Wann tauchen sie am häufigsten auf? Welche Auswirkung haben sie auf Ihren Körper? Wie fühlen Sie sich, wenn diese Gedanken auftreten? Gelangen Sie durch sie zu irgendeiner Schlussfolgerung, einem Ergebnis? Helfen sie Ihnen in irgendeiner Weise? Wie viel Zeit rauben Ihnen diese Gedanken?

Analysieren Sie Ihre Gedanken nicht – und erliegen Sie vor allem nicht der Versuchung, eine Art von Gedanken durch eine andere ersetzen zu wollen. Ich möchte, dass Sie Ihre Gedanken einfach nur wahrnehmen. Wie oft tauchen sie auf und welche Gefühle lösen sie in Ihnen aus? Fühlen Sie sich angespannt? Sind Sie glücklich? Lenken Ihre Gedanken Sie ab? Hat es Auswirkungen auf die Menschen in Ihrem Umfeld, wenn Sie so unter Strom stehen? Ich möchte, dass Sie sich dieser Zusammenhänge bewusst werden.

Indem Sie Ihre Gedanken beobachten, ohne darauf zu reagieren, lernen Sie etwas über die Natur unseres Denkens und werden weniger leicht zu seinem Gefangenen.

Tauchen zum Beispiel jede Menge Gedanken in Ihrem Kopf auf, während Sie mit jemandem sprechen? Werden Sie von einem Gedanken nach dem anderen abgelenkt, wenn Sie ein Buch lesen oder irgendeine Aufgabe erledigen? Wenn Sie einen Spaziergang in der Natur machen, sind Sie mit Ihrer Aufmerksamkeit dann in Ihrem Kopf, oder sehen, hören und spüren Sie wirklich, was um Sie herum passiert? Wenn Sie essen, genießen Sie dann jeden Bissen, oder werden Sie schon nach der ersten Gabel von Ihren Gedanken gekapert? Wenn Sie Frühstücken, lesen Sie dann gleichzeitig die Zeitung, die Aufschrift auf der Müslipackung oder irgendetwas anderes, das gerade greifbar ist? Wenn Sie eine Tasse Tee trinken, schmecken Sie den Tee dann wirklich, Schluck für Schluck? Wenn Sie zur Toilette gehen, sind Sie dann wirklich da, oder ist ihre Aufmerksamkeit ganz woanders?

Gehen Sie bitte wie oben beschrieben vor und beobachten Sie in jeder Situation, wie Sie denken. Leben Sie wirklich Ihr Leben, oder halten Sie sich nur in Ihrem Kopf auf? Geht das, was sich um Sie herum abspielt, größtenteils an Ihnen vorbei, oder sind Sie mittendrin und wirklich mit allem verbunden? Quält Sie Ihr Geist, zieht er Ihnen Energie ab? Läuft Ihr Denken auf eine Schlussfolgerung zu oder dreht sich Ihr Gedankenkarussell einfach end- und ergebnislos weiter?

Seien Sie ehrlich zu sich selbst – Sie sind nicht der einzige Mensch, dem es so geht. Die meisten von uns haben die Fähigkeit zur Kontrolle unseres Geistes verloren. Die meisten von uns haben keine Ahnung davon, was in Ihrem Kopf vor sich geht. Sie leben in einem Dämmerzustand.

Geist und Wirklichkeit

Unser Leben ist von vielfältigen Einflüssen geprägt: von Begebenheiten, dem Fernsehen, Meinungsmache, Literatur, Werbung, der Familie, Freunden, unseren Eltern, der Gesellschaft, unserer Erziehung und von der Religion. All diese Dinge formen und konditionieren unsere mentalen Programme. Diese Wiederum beeinflussen unsere Handlungen, unsere Reaktionen, unsere Wahrnehmung und unsere Interpretationen. Letzten Endes entspringt keine Einstellung, kein Verhalten, kein Gedanke und keine Meinung wirklich ganz uns selbst.

Nehmen wir an, ein Kind wächst bei einem Elternteil auf, das in ständiger Furcht vor der Armut lebt. Jahrein, jahraus hört es seinen Vater darüber sprechen, dass das Geld nicht reicht für die ganzen Rechnungen, es hört ihn laut darüber nachdenken, wie viel Geld in Zukunft hereinkommen wird und ob er in ein paar Monaten noch einen Job haben wird. Sein Vater gibt aus Angst vor der Zukunft ungern Geld aus. Das Kind hört das von Anfang an bis zu dem Tag, an dem es unabhängig wird und auszieht. Sein Vater fühlt sich arm, und es ist sehr wahrscheinlich, dass sich diese Einstellung auf das Kind übertragen wird. Später in seinem Leben, als Erwachsener, wird dieses Kind, wann immer eine Entscheidung ansteht, die mit Geld zu tun hat, sie durch diese Brille betrachten. Er wird viele Entscheidungen allein auf Basis des Geldes treffen. Dieser Mensch wird sich in Bezug auf seine Finanzen ständig Sorgen machen und unter Ängsten leiden.

Nehmen wir an, ein anderes Kind lebt in einem ganz ähnlichen Umfeld, hat aber einen Vater mit einer gesunden Einstellung zum Geld. Er geht gewissenhaft damit um und lebt nicht über seine Verhältnisse. Er macht seine Arbeit und sorgt für den Lebensunterhalt der Familie, auch wenn das nicht immer leicht ist. Irgendwie fügt sich immer alles. Dieser Vater klagt nicht über Geldmangel. Wenn er einmal ein paar Monate lang knapp bei Kasse ist, ist ihm klar, dass sich das auch wieder ändern wird. Dieses Kind wird zu einem Menschen heranwachsen, der keine Angst vor Geldmangel hat.

Das erste Kind wird als Erwachsener davon überzeugt sein, dass seine Sichtweise vollkommen der Realität entspricht. Wenn sein Ehegatte anders handelt als er, wird er mit Anspannung und Ärger reagieren, und es wird zum Streit kommen. Das zweite Kind wird zu einem Menschen heranwachsen, dem solche schwierigen Ansichten in Gelddingen fremd sind. Wer von den beiden hat Recht? Wer liegt falsch? Wer von beiden handelt auf Basis seines freien Willens?

Wie wir an diesem Beispiel sehen, wird unser Geist von vielen Faktoren geformt und beeinflusst, die außerhalb unseres Einflussbereiches liegen. Viele unserer Gedanken sind vollkommen durch unsere Vergangenheit geprägt. Sie basieren auf den Meinungen, Gewohnheiten, Erlebnissen und Handlungsweisen anderer Menschen. Denn die meisten von uns führen ein Leben, das jemand anders ihnen auferlegt hat.

Akzeptieren Sie daher nicht blind das, was Ihr Geist Ihnen als »absolute Wahrheit« vorgaukelt. Jeder von uns urteilt über andere Menschen, über Situationen und Begebenheiten. Aber entsprechen diese Urteile vollkommen der Wahrheit, oder sind Sie auf unsere vergangene Konditionierung zurückzuführen?

Wie oft haben Sie sich schon über etwas Sorgen gemacht, bei dem dann letztendlich doch alles gut gelaufen ist? Wie oft waren Sie voller Enthusiasmus, und dann ist alles ganz anders gekommen, als Sie gehofft haben? Wie oft haben Sie sich ein Urteil über jemanden gebildet, nur um später zu merken, dass es überhaupt nicht zutrifft? Leben Sie Ihr eigenes Leben oder das Ihrer Eltern? Sie glauben, Sie seien unabhängig. Sind Sie das wirklich?

Wie können Sie ein freies Leben führen, wenn Sie blind Ihrem Geist folgen? Sie sind nicht identisch mit Ihrem Geist. Dieser besteht aus einer Ansammlung von Meinungen anderer. Wie um alles in der Welt kann das die Wahrheit sein?

Der individuelle Wahnsinn

Ihre Einstellung dem Leben gegenüber ist entscheidend dafür, was Sie erreichen und was nicht. Wenn Sie daran arbeiten wollen, sollten Sie die folgenden Punkte beherzigen.

Streben Sie ständig in die Zukunft?

Ein kleiner Junge wartet sehnlichst darauf, ein großer Junge zu werden. Sobald er ein großer Junge ist, wartet er darauf, von der Grundschule auf eine weiterführende Schule zu wechseln. Auf der weiterführenden Schule wartet er darauf, einen Job zu ergattern oder an die Uni zu gehen. Wenn er einen Job hat, wartet er darauf zu heiraten. Wenn er geheiratet hat, wartet er darauf, Kinder zu haben. Hat er Kinder, kann er es kaum erwarten, bis diese älter sind. Sind die Kinder groß, wartet er auf die Rente. Ist er in Rente, liegt nur noch wenig Zukunft vor ihm, sodass er beginnt, in der Vergangenheit zu leben. Solange er jung ist, denkt er sorgenvoll an die Zukunft. Ist er alt, dann wird er depressiv und denkt über die Vergangenheit nach. Das Leben ist an ihm vorübergezogen. Und in dem Moment, in dem er das bemerkt, ist es zu spät. Warten Sie nicht darauf, dass Ihr Leben sich ändert. Leben Sie es jetzt.

Wir warten nicht nur auf Veränderungen, wir befassen uns auch ständig mit irgendwelchen Entscheidungen im Hinblick auf unseren Lebensstil. »Mein Leben wird so viel besser sein, wenn ich erst einmal dies oder jenes erreicht habe«, denken wir. »Ach, wie schön alles in sechs Monaten sein wird! Ich kann es kaum erwarten.« »Ich fahre nicht das neueste Modell. Wie glücklich mich das neue Auto machen wird!« Oder: »Mein Haus ist nicht so schön oder so groß wie das meiner Freunde. Ich war zwar ganz zufrieden damit, aber dann habe ich gesehen, wie meine Freunde wohnen. Mein Haus ist nicht gut genug.«

Wenn wir in ein neues Haus ziehen, scheint uns das Leben auf einmal pure Glückseligkeit. Wir freuen uns *so* sehr über das neue Auto. Am Anfang einer neuen Partnerschaft können wir uns gar nicht vorstellen, wie wir jemals ohne diesen Menschen leben konnten. Leider hält das Glücksgefühl in den meisten Fällen aber nur einige Wochen lang an. Haben wir ein Problem gelöst, dauert es nicht lang, bis ein neues auftaucht. Erreichen wir ein Ziel, dann sind wir für einen Moment glücklich. Aber sobald wir es erreicht haben, setzt unser Geist schon wieder ein anderes Ziel auf die Tagesordnung. Die Zielmarke bewegt sich beständig von uns weg, wie bei dem kleinen Jungen. Mit dieser Herangehensweise werden wir sie nie einholen.

Gehen Sie anders vor: Setzen Sie sich Ziele, aber bleiben Sie mit Ihrer Aufmerksamkeit in der Gegenwart. Sorgen Sie sich nicht um das Ergebnis, legen Sie den Gedanken daran zur Seite, um nicht ständig mit dem Kopf schon in der Zukunft zu sein. Um was es auch geht: Wenn Sie sich mit Ihrer ganzen Aufmerksamkeit auf die Aufgabe konzentrieren, die gerade ansteht, hebt das die Qualität Ihrer Arbeit immens.

Arbeiten Sie auf Ihr Ziel hin, aber tauchen Sie immer in den Moment ein und tun Sie einen Schritt nach dem anderen. Bewegen Sie sich synchron zur Zeit – denn Sie können weder in der Zukunft noch in der Vergangenheit leben. Die Gegenwart ist die einzige Zeit, in der Sie leben können.

Wenn wir auf die Welt kommen, haben wir nichts, und wenn wir diese Welt verlassen, können wir nichts mitnehmen. In Indien ist es üblich, dass Eltern ihre Kinder dazu anhalten, eine gewisse Zeit lang auf der erreichten sozialen oder wirtschaftlichen Stufe zu verharren, bevor sie weiter vorangehen. Den Kindern wird damit im Grunde gesagt, dass Sie sich nicht vom Konsumrausch, wie er in der westlichen Welt üblich geworden ist, ergreifen lassen sollen. Ratschläge wie dieser, verbunden mit traditionellen Körperübungen und Meditation, sorgen für die außerordentlich niedrigen Depressionsraten in Indien. Was für ein Gegensatz zu der Anspannung, unter der die Menschen in der sogenannten entwickelten Welt stehen!

Nicht das wahre Leben

Liam war in den Jahren des Booms einer der erfolgreichsten Immobilienentwickler in Irland. Mitte 2009 musste er Konkurs anmelden. In einer Radiosendung über seinen Fall wurde erwähnt, dass ein Freund in dem Zusammenhang zu Liam sagte, es sei doch »nur Geld«. Liam gab zurück: »Es ist nicht nur Geld. Es ist mein Leben.«

Gibt diese Sichtweise die Realität wieder? Natürlich hat er Jahre damit verbracht, sein Unternehmen aufzubauen, und jetzt stürzt alles um ihn herum ein. Das ist sicher nicht leicht. Aber warum ist es sein Leben?

Womöglich hat er über Jahre viel Zeit damit verbracht, sich selbst sein Leben etwa so zu erzählen: »Was für ein großartiger Mann ich doch bin! So wohlhabend! Ich bin enorm viel Geld wert. Ich habe Grundeigentum und besitze teure Autos. Die Leute halten mich sicher für sehr bedeutend. Ich bin wirklich clever.« Damit hat er sein Leben auf eine ziemlich einfache Geschichte reduziert.

Dann haben sich die Umstände geändert, und er kann diese Geschichte, die er über Jahre um sich herum aufgebaut hat, nicht länger leben. Die Art, wie er jetzt lebt, stimmt schlicht nicht mehr mit dieser Geschichte überein. Das ist sicher eine Herausforderung, die aber nicht das Ende seines Lebens bedeutet. Denn die Geschichte, der er sich über sich selbst erzählt hat, ist nichts weiter als ein Produkt seiner Fantasie.

Es spricht nichts dagegen, sich beruflich etwas aufzubauen, Geld zu verdienen, sich ein schönes Leben zu machen. Aber verlieren Sie sich nicht darin. Verlieren Sie nicht den Blick auf Ihr wahres Ich. Dinge kommen und gehen. Das Leben ist in jeder Hinsicht ein Kreislauf.

Der Sinn des Lebens liegt nicht darin, noch mehr Geld zu verdienen, noch mehr Autos und Häuser zu besitzen oder mehr zu arbeiten. Unser menschlicher Verstand mag uns das erzählen, aber das ist nicht Ihr wirkliches Selbst. Es liegt im Wesen des menschlichen Geistes – insbesondere in dem westlicher Männer –, immer noch mehr zu wollen und nie genug zu haben.

Wie lautet Ihre Lebenserzählung?

Unsere Geschichte ist ein Märchen, das davon erzählt, wie wir uns selbst wahrnehmen. Wir denken über unsere positiven und negativen Eigenschaften nach. Wenn die Gedanken über unsere positiven Eigenschaften überwiegen, dann sind wir zufrieden mit uns selbst. Überwiegen die Gedanken über unsere schlechten Eigenschaften, dann leidet unser Selbstvertrauen.

Eine Negativerzählung kann auf ständigen Gedanken darüber beruhen, dass man zu dick ist, zu hässlich, dumm oder nicht attraktiv für das andere Geschlecht. Einem Menschen mit einem Minderwertigkeitskomplex hat vielleicht einmal jemand gesagt, dass er nutzlos oder unfähig sei. Nun spielt er diesen Gedanken wieder und wieder durch. Ein Glaubenssystem etabliert sich, und er beginnt irgendwann, sich diesem entsprechend zu verhalten. Im Laufe der Zeit setzen sich diese Gedanken bei ihm fest und prägen seine Persönlichkeit.

Eine Positiverzählung kann sich zum Beispiel daraus speisen, wie gebildet ich mich finde, wie attraktiv, wie muskulös, wie gut ich verdiene oder für wie intelligent ich mich halte.

In beiden Fällen handelt es sich um Geschichten, Gedanken – Produkte Ihres Geistes. Die Erzählungen entstehen durch die Wiederholung und den Verstärkungseffekt Tausender gleicher Gedanken. Ihre Erzählung ist nicht real. Oder glauben Sie, dass sie der Realität entspricht?

Was passiert, wenn sich Ihre Erzählung ändert? Was, wenn die gutaussehende Hauptfigur alt und runzlig wird? Was, wenn der wohlhabende Protagonist Bankrott anmelden muss? Warum verschwenden wir so viel Energie darauf, eine Geschichte zu erfinden, die nur ein Produkt unserer Einbildung ist?

Meine negative Lebenserzählung

Mein Bauch ist zu dick. Mein Kopf wird kahl. Ich glaube nicht, dass ich gut aussehe. Ich finde keine Freundin. Kein Wunder, wie sollte ich mit diesem Aussehen auch eine Freundin finden? Bei der Arbeit schauen mich die Leute an. Sie sehen mein dünner werdendes Haar und meinen dicken Bauch. Ich fühle mich damit gar nicht wohl. Die Menschen in den ganzen Magazinen sehen alle so gut aus, so viel besser als ich.

Meine positive Lebenserzählung

Ich habe tolle Muskeln. Alle sehen mich an. Und ich bin so intelligent! Ich war auch auf einer guten Uni. Wie klug ich doch bin, und wie gut ich aussehe. Ich bin ein wunderbarer Mensch. Alle Männer sehen mich an. Alle Frauen sehen mich an. Ich bin einfach so sexy. Die Menschen beneiden mich! Es ist ein großartiges Gefühl, all diese Aufmerksamkeit zu bekommen. Ach, wie schön! Die Aufmerksamkeit der anderen macht mich glücklich.

Wenn wir eine solche Erzählung erschaffen, neigen wir dazu, ausgehend von dieser Erzählung – und nicht aus unserem freien Willen heraus – zu handeln. Unsere Geschichte beschränkt uns also in unserer Freiheit zu spontanem Handeln.

In der Natur gibt es nichts Vergleichbares: Tiere erfinden keine Geschichten über sich selbst. Ein Hund mit drei Beinen kommt im Leben zurecht. Ein Pferd kümmert es nicht, wenn es zu dick ist. Eine hässliche Krähe hat kein Problem damit, am Montagmorgen in die Gänge zu kommen. Sie alle leben ihrer wahren Natur entsprechend, in der es keine solchen Gedanken gibt.

Wenn Sie versuchen, ein Leben zu führen, das der Geschichte entspricht, die Sie sich über sich selbst ausgedacht haben, leben Sie nicht wirklich. Wie sollten Sie auch das Leben spüren, wenn Sie mit Ihrer Aufmerksamkeit in Ihrem Kopf gefangen sind? Kommen Sie raus aus Ihrem Kopf und treten Sie ein ins Leben. Wachen Sie auf aus Ihrem Dämmerschlaf!

Hören Sie auf zu jammern

Achten Sie darauf, wie oft Sie mit dem, was in Ihrem Leben passiert, unzufrieden sind. Werden Sie sich dessen bewusst, wie oft schon kleine Dinge ausreichen, um Sie aus der Fassung zu bringen. Je mehr Sie grübeln, desto schneller reagieren Sie schon bei geringfügigen Anlässen mit Ärger und Frustration.

In jeder Situation lässt sich etwas finden, das nicht so ist, wie es sein sollte. Sie essen in Ihrem Stammcafé, und dort rennen Kinder herum und machen Lärm. Vielleicht schnarcht Ihr Partner. Jedes Mal, wenn Sie in die Toilette kommen, ist der WC-Sitz hochgeklappt. Die Kaffeetasse hat auf der Küchenanrichte, wo sie jeden Morgen steht, einen Abdruck hinterlassen. Das Wetter ist schlecht. Mit der Wirtschaft geht es bergab. Sie stecken im Stau. Mit Ihren Finanzen sieht es gerade nicht optimal aus. Die Dusche tropft. Der Nachbar ist ein Idiot.

Ertappen Sie sich selbst dabei, dass Sie sich ständig über irgendetwas beklagen? Durch Jammern erzeugen wir einen permanenten Zustand der Unruhe, weil wir nicht bereit sind, die Realität des jeweiligen Augenblicks zu akzeptieren. Wir wollen, dass es anders ist, als es gerade ist. Deshalb beklagen wir uns. Wir lehnen das, was ist, ab.

In dieser Lage haben Sie vier Optionen:

1. Akzeptieren Sie die Situation.
2. Verlassen Sie die Situation.
3. Verändern Sie die Situation.
4. Wenn es nicht der richtige Zeitpunkt ist, um die Situation zu ändern, vergessen Sie das Ganze und warten Sie, bis die Zeit reif ist. Es ist, wie es ist. Alles verändert sich unablässig, und diese Sache wird sich ebenfalls ändern.

Der gesellschaftliche Wahnsinn

Auch gesellschaftliche Erfahrungen haben Einfluss darauf, wie wir unser Leben gestalten – und können uns ausbremsen oder einschränken.

Die Versprechen der Arzneimittelindustrie

Ein Patient kommt zum Arzt. Er klagt über den ständigen Lärm in seinem Kopf. Er fühlt sich depressiv, weint häufig und leidet an unaufhörlichem Gedankenkreisen. Er hat Angst, verrückt zu werden. Die ununterbrochene Gedankenaktivität macht ihn wahnsinnig. Der Arzt hört ihm ein paar Minuten lang zu. Gegen Ende des Termins holt er seinen Verschreibungsblock hervor und stellt ein Rezept für das Antidepressivum Fluoxetin oder irgendeine andere legale Droge aus, die dazu dient, Menschen geistig zu betäuben.

Die Wahrheit ist: Ärzte wissen nicht, was Depressionen verursacht. Das medizinische Modell geht derzeit davon aus, dass Depressionen von einem biochemischen Ungleichgewicht im Gehirn verursacht werden, das auf einen genetischen Defekt zurückzuführen ist. Doch das ist umstritten.

Dr. Terry Lynch formuliert das in seinem hervorragenden Buch *Beyond Prozac* folgendermaßen (der Wirkstoff Fluoxetin ist in den USA unter dem Handelsnamen Prozac erhältlich): »Ist das chemische Ungleichgewicht im Gehirn der Grund für die Depression oder den Selbstmord, oder entsteht das Ungleichgewicht durch andauernden emotionalen und psychischen Stress, den der Betroffene oft viele Jahre lang durchlitten hat?«[8]

Die Menge an Medikamenten, die gegen Depressionen, Stress und Angsterkrankungen verschrieben wird, hat mittlerweile epidemische Ausmaße erreicht. Medikamentöse Behandlung hat genau einen einzigen Zweck: die Behandlung von Symptomen. Sie ist nur sinnvoll, wenn zu befürchten ist, dass ein Mensch sich selbst Schaden zufügen könnte.

In einfachen Worten ausgedrückt: Was den Geist im Wortsinn deprimiert – also niederdrückt – sind Gedanken. Daher stellt sich die Frage, ob es nicht besser wäre, dem Betroffenen zu ermöglichen, die Kontrolle über seine Denkprozesse wiederzuerlangen, statt seinen Verstand mit Medikamenten zu betäuben? Wir sollten es dem Menschen ermöglichen, geistig zur Ruhe zu kommen. Innere Ruhe erreicht man, indem man den Atem beobachtet und reduziert, in den Körper hineinspürt und mit der Aufmerksamkeit im gegenwärtigen Moment bleibt.

Wenn Medikamente keine Option wären und der Weg zur mentalen Stille Teil des allgemeinen Schulunterrichts wären, hätten wir weit weniger Probleme mit unserer geistigen Gesundheit. Millionen von Kindern und Erwachsenen bliebe viel Leiden erspart und sie könnten ein normales Leben führen, ohne durch starke Medikamente ruhiggestellt zu werden – von denen sie zudem desto schwieriger loskommen, je länger sie sie einnehmen. Das westliche Gesundheitsmodell ist darauf ausgerichtet, Konsumenten zu schaffen. Das vorrangige Ziel der Arzneimittelfirmen ist Profit, nicht Gesundheit.

Den Körper und den Geist zu beobachten ist eine Herausforderung. Es erfordert Zeit, aber es führt uns zu den Wurzeln unserer Unruhe. Auf dem Papier mögen sich Meditation und Medikation nur durch einen Buchstaben unterscheiden – in Wirklichkeit liegen Welten zwischen ihnen.

Durch Spiritualität zu sich selbst finden?

Spiritualität lässt sich durch den Grad definieren, zu dem wir mit dem Grübeln aufhören und uns mit dem Leben verbinden. Es ist ein häufig benutzter, aber oft missverstandener Begriff.

Über Jahrhunderte hinweg waren die Menschen in Irland stark religiös orientiert. Zum Teil war das politisch motiviert, weil Religion für die Iren eine Möglichkeit war, sich von ihren englischen Kolonialherren abzugrenzen. Ein anderer Grund war die Angst vor dem katholischen Priester mit seiner Androhung von Hölle und Verdammnis. Die Aussicht, später einmal in tosenden Höllenfeuern zu schmoren, reichte aus, um uns in die sonntägliche Messe zu treiben.

Über Jahre flohen wir wöchentlich aus unseren minderwertigen Unterkünften und suchten Zuflucht in der Stille der Kirche. Wir zogen unsere besten Sonntagskleider an. Die Kirche mit ihren steinernen Mauern, ihrem majestätischen Glockenturm, den hohen Decken, dem soliden Holzgebälk und den Marmorböden war Ehrfurcht gebietend. Der Geist wurde bei einem solchen Anblick ruhig.

Darüber hinaus reduzierte der Glaube an ein höheres Wesen, wie er in Form dieser menschengemachten Institution zum Ausdruck kommt, die Gedankenaktivität. Zu sagen: »Ich glaube an die heilige katholische Kirche« hat einen ähnlichen Effekt, wie wenn fürsorgliche Eltern ihrem Kind sagen, es sei alles in Ordnung, es müsse sich keine Sorgen machen.

Und nicht zuletzt beruhigt der Akt des Betens mit seinen sich wiederholenden Worten und Klängen den Geist zusätzlich – die Aufmerksamkeit wird von dem ständigen Gedankenstrom abgezogen und auf das Gebet gelenkt.

Die Menschen waren glücklich, wenn sie aus der Kirche kamen. Sie fühlten sich leichter. Die eine oder andere Stunde lang war ihre Gedankenaktivität spürbar reduziert.

Jüngere Generationen in Irland haben diese Stütze nicht mehr. Mit zunehmender Bildung und Meinungsfreiheit haben die meisten Menschen das Vertrauen in traditionelle Institutionen verloren. Ebenso wenig ist eine grundsätzliche Zuwendung zur Meditation festzustellen. Einige Jüngere treiben Sport und ermöglichen ihrem Geist während dieser Zeit eine Pause: Denn intensives körperliches Training lässt den Geist innehalten.

Andere wiederum greifen zu Alkohol oder Drogen. Sie ersetzen den Heiligen Geist durch hochprozentige geistige Getränke. Natürlich bringt auch das den Geist zum Schweigen, aber es fordert einen hohen Preis. Alkohol ist ein Beruhigungsmittel: Es fährt einen herunter und verursacht am nächsten Tag Depressionen. Alkohol ändert nichts am Problem des Gedankenkreisens, sondern ist einfach nur ein Mittel, um den Konsumenten zu betäuben.

Der zunehmende Alkoholkonsum unter Jugendlichen ist nicht nur ein Resultat des Gruppendrucks. Teenager haben oft große Zukunftsängste. Das betrifft den Schulabschluss und die Jobsuche, die Frage, ob man seinen Platz in der Gesellschaft finden wird, oder die Frage, wie man den hohen Anforderungen an einen möglichst perfekten Körper gerecht wird. Jugendliche befinden sich in einem erbarmungslosen Wettkampf – ob sie es wollen oder nicht. Dadurch entstehen Ängste, die, wenn kein anderer Ausweg in Sicht ist, mit Alkohol und Drogen betäubt werden.

Aus der Befragung von Alkoholikern weiß man, dass sie eines gemeinsam haben: Sie alle leiden an Gedankenrasen. Alkohol ist ein Mittel, um Ängsten zu entfliehen. Wenn es keine Angst gäbe, gäbe es weit weniger Alkoholiker. Erliegen Sie nicht der Versuchung, Ihre Ängste durch Spirituosen zu betäuben – nutzen Sie die Kraft der Spiritualität.

Echte Spiritualität lässt sich an dem Grad bemessen, in dem Sie Ihre gedankliche Welt verlassen und sich mit dem wirklichen Leben verbinden können. Das Himmelreich liegt in unserem Inneren. Gott wohnt in unserem Inneren – in der geistigen Stille, im untrennbaren Einssein mit dem Leben. Gott ist keine Plastikstatue, kein Bilderrahmen, keine Vorstellung oder Idee. Gott ist kein Gedanke. Schon in der Bibel steht: »Seid still und erkennt, dass ich Gott bin.«

Erziehung zum Denken oder Erziehung zum Sein

In unserer westlichen Zivilisation messen wir der Fähigkeit zum Denken einen hohen Wert bei. Von jungen Jahren an gehen wir zur Schule, um das Denken zu lernen, um zu lernen, wie man Dinge entschlüsselt, analysiert, durchleuchtet und erforscht. Wir durchlaufen 12 bis 20 Jahre schulischer Bildung, um diese Eigenschaft weiterzuentwickeln. Gute Schüler werden belohnt und schlechte erfahren Missbilligung. Stures Auswendiglernen von Informationen und kritischen Analysen – das sogenannte Brechlernen – ist an der Tagesordnung. Als intelligent werden solche Menschen angesehen, die große Mengen an Informationen in Ihren Köpfen gespeichert haben. Im Vergleich zu unseren Vorfahren haben wir gewaltige Denkkapazitäten.

Die Fähigkeit zum Denken ist eine wunderbare Sache, wenn es darum geht, Probleme zu lösen, Entscheidungen zu treffen oder einen guten Job zu ergattern. Die Kehrseite ist, dass wir durch den einseitigen Fokus auf das Denken die Kontrolle über unseren Geist verloren haben. Das trifft auf die große Mehrheit der Menschen zu, darunter auch solche, die wir als die Stützen der Gesellschaft betrachten: Lehrer an Schulen und Hochschulen, Professoren, Priester und medizinische Fachkräfte. Sie alle leben überwiegend in ihren Köpfen, in einer Art Dämmerzustand, mit wenig direktem Kontakt zum Leben.

Schulen und Universitäten fokussieren sich auf die Förderung der linken Gehirnhälfte und vernachlässigen die rechte. Diese Beschränkung auf die linke Gehirnhälfte erzeugt Depressionen und Ängste und wühlt uns innerlich auf. Durch Meditation, Konzentration auf den inneren Körper und den Atem und Übungen für einen ruhigen Geist bilden wir unsere rechte Gehirnhälfte weiter aus. Wenn Sie sich über Jahre hinweg dem Ausbau Ihrer linken Gehirnhälfte gewidmet haben, ist es nötig, auch die rechte weiterzuentwickeln, um das Gleichgewicht wiederherzustellen. Formale Bildung lehrt uns zu denken, aber sie lehrt uns nicht, wie wir wieder mit dem Denken aufhören können. Und wenn immer weiter ein Gedanke den anderen jagt, werden wir irgendwann verrückt.

Was Ihnen ohne innere Ruhe entgeht

Nur ein ruhiger Geist bringt Entdeckungen, innovative Ideen und neue Ansätze hervor. Durch reines Denken entsteht selten etwas wirklich Neues – Gedanken wiederholen sich oft, sind fad und abgestanden und führen nirgendwohin, weil sie überwiegend auf bereits Gedachtes, auf Informationen und Ereignisse in der Vergangenheit zurückgehen. Wenn ein Mensch in der Welt seiner Gedanken versinkt, bedient er sich nur eines sehr begrenzten Wissensspeichers. Wer hingegen das Gedankenkarussell verlässt und in direkten Kontakt mit dem Leben tritt, bekommt Zugang zu einer weit umfassenderen, universellen Intelligenz.

Kreativität

Manche Menschen sind von Natur aus kreativer als andere. Meist ohne sich dessen bewusst zu sein, haben sie das Potenzial entdeckt, das wir erschließen, wenn wir aus dem rein rationalen Denken heraustreten. Sie haben oft ungewöhnliche Einsichten und brillante neue Ideen, die vom Gewohnten abweichen und die Welt, in der wir leben, umgestalten können.

Lehrer und Professoren widmen ihr Leben dem Lehren und Lernen und bringen trotzdem vergleichsweise wenige originelle, kreative Werke hervor. In den Universitäten schreiben Abertausende von Studenten Masterarbeiten und Dissertationen, die jedoch kaum jemand liest. Sie geben vorwiegend bereits Bekanntes wieder.

Die Meisterwerke von Leonardo da Vinci, Michelangelo, Vincent van Gogh oder Frida Kahlo, von Virginia Wolf, James Joyce oder Heinrich Heine hingegen gehen nicht auf dröge repetitive Gedankenarbeit zurück. Ihr Ruhm ist nicht das Verdienst von Schulen und Universitäten. Diese Meisterinnen und Meister waren in der Lage, den reinen Geist beiseitezulassen und sich mit dem Universum zu vereinen. Indem sie diese Quelle der Intelligenz nutzten, konnten sie ihre Werke hervorbringen.

Entwickeln auch Sie Ihre Kreativität, indem Sie »außerhalb des Denkens« bleiben. Lassen Sie die Gedanken los und erlauben Sie der Stille einzutreten. Durch Atembeobachtung, Hineinspüren in den Körper und Eintauchen ins Leben lassen sich die Schleusen öffnen, durch die kreative Ideen hereinströmen. Originelle Einfälle kommen nicht durch Anstrengungen zustande, sondern sind das Ergebnis eines wunderschönen Entfaltungsvorgangs: der Erschließung übergeordneter Sphären.

Gelassenheit im Beruf

Während meiner Studienjahre habe ich einen Sommer lang in der schönen schwedischen Stadt Uppsala verbracht und dort als Tellerwäscher gearbeitet. In der Küche ging es sehr geschäftig zu; unzählige Mahlzeiten mussten zubereitet werden. Interessant war die Haltung der beiden Küchenchefs:

Der eine kam an und war innerhalb weniger Minuten gestresst. Essensbons gingen verloren. Bestellungen gingen zu spät raus und das Essen wurde kalt. Das alles passierte, obwohl der Chef wirklich hart arbeitete. In der Küche herrschte ein riesiges Durcheinander.

Der andere Chef hatte genauso arbeitsreiche Schichten. Er blieb ruhig, obwohl er die gleiche Anzahl von Mahlzeiten ausgab. Selten kam ein Essen zurück. Die Kellnerinnen waren zufrieden, weil das Essen rechtzeitig serviert wurde und sie ein gutes Trinkgeld bekamen.

Beide Chefs hatten dieselbe Ausbildung und einige Jahre Erfahrung. Was sie unterschied, war ihre innere Haltung. Im Kopf des einen herrschte ein Wirrwarr an Gedanken, sodass seine Aufmerksamkeit immer geteilt war. Er widmete sich nur mit einem kleinen Teil seiner Aufmerksamkeit dem Zubereiten der Mahlzeiten, die übrigen 90 Prozent verpufften in einer endlosen Flut an Gedanken: Welches Gericht kommt als Nächstes? Haben wir alle Zutaten? Verdammt, was mache ich hier überhaupt? Schon wieder eine Bestellung, wie soll ich das schaffen? Was, wenn jetzt noch eine reinkommt? Da hat einer sein Schnitzel zurückgehen lassen, ärgerlich. Wann ist endlich meine Schicht vorbei? Ich will hier raus. Schon wieder eine Bestellung? Ach, zur Hölle damit.

Der andere Chef war im Flow und vollkommen auf die Zubereitung der Speisen konzentriert. Sein Geist war ruhig und entspannt, sodass er sich mit ungeteilter Aufmerksamkeit der jeweils anstehenden Aufgabe widmen konnte. Er konzentrierte sich immer auf das Gericht, das er gerade in diesem Moment zubereitete. Das Ergebnis waren weniger Fehler und eine höhere Qualität, und er arbeitete effizienter als sein gehetzter Kollege.

Einige Menschen haben von Natur aus einen ruhigen Geist. Aber grundsätzlich hat jeder Mensch die Fähigkeit, zu innerer Ruhe zu gelangen. Ein ruhiger Geist spiegelt sich in allem, was Sie tun, wider. Nur ein ruhiger Geist führt zu guten Ergebnissen. Sie erlangen einen ruhigen Geist durch Meditation, indem Sie in Ihren Körper hineinspüren oder Ihrem Atem folgen.

Konzentration

Konzentration ist die Fähigkeit, die Aufmerksamkeit ohne innere Ablenkungen auf ein Objekt oder ein Thema zu richten. Meister aller Disziplinen verfügen über eine herausragende Konzentrationsfähigkeit. Der verstorbene nordirische Fußballspieler George Best absolvierte Spiele im Flowzustand, ohne zu denken. Der Profigolfer Tiger Woods meditiert und das schlägt sich in seiner Fokussiertheit bei Turnieren nieder. Selbst nach einem schlechten Schlag ist er in der Lage, seinen Geist zu kontrollieren, und lässt es nicht zu, dass der Fehler den Rest des Spiels beeinträchtigt.

Kreative Menschen haben die Fähigkeit, sich zu konzentrieren und willentlich von Phasen des Denkens zum Nichtdenken zu wechseln.

Zu einem schlechten Konzentrationsvermögen kommt es, wenn Ihr Geist von einem Gedanken nach dem anderen bombardiert wird. Zum Beispiel stört Sie dann beim Lesen alle paar Sekunden ein Gedanke dabei, dem Gelesenen zu folgen. Am Ende der Seite haben Sie das meiste schon wieder vergessen. Sorgen stören Ihre Konzentration, weil die Grübelei Sie daran hindert, sich auf etwas zu fokussieren. Ein Kind, bei dem ein Aufmerksamkeitsdefizit-Syndrom (ADS) diagnostiziert wurde, wird dazu neigen, parallel zu seiner geistigen Aktivität permanent herumzuzappeln.

Egal, was Sie im Leben vorhaben – Konzentration ist von zentraler Bedeutung. Wenn Sie nicht in der Lage sind, mit Ihrer Aufmerksamkeit bei einer Sache zu bleiben, werden Sie nur ein unterdurchschnittliches, minderwertiges Ergebnis erreichten.

Ein Mensch, der bei der Erledigung einer Aufgabe geistig erregt ist, macht sich mehr Gedanken darüber, ob und wie es ihm gelingen wird, die Arbeit abzuschließen, als einer, der sich auf die Tätigkeit selbst konzentriert. Er ist bei der Ausführung nur mit zehn Prozent seiner Aufmerksamkeit bei der Aufgabe selbst und mit 90 Prozent dabei, zu einem Ende zu kommen. Seinen ständigen mentalen Kommentaren entsprechend ist er die ganze Zeit über gehetzt. Er vergisst Dinge, macht Fehler, achtet nur wenig auf Details und bleibt daher unter dem Standard. Es kann sogar vorkommen, dass er eine Aufgabe angeht und zu einer anderen wechselt, bevor er die erste überhaupt abgeschlossen hat.

Achten Sie einmal auf die Arbeitsergebnisse von Menschen mit hoher Gedankenaktivität. Beobachten Sie sich selbst beim Lesen dieses Buchs; achten Sie darauf, wie oft Ihr Geist abschweift. Wer sich gut konzentrieren kann, ist dazu in der Lage, mit seiner Aufmerksamkeit viele Minuten lang voll und ganz bei einer Sache zu bleiben. Von einer Konzentrationsstörung spricht man, wenn jemand nur ein paar Sekunden lang aufmerksam bleiben kann.

Je mehr Gedanken durch Ihren Kopf ziehen, desto schlechter ist es um Ihre Konzentration bestellt. Je schlechter Sie sich konzentrieren können, desto eingeschränkter ist Ihre Fähigkeit, eine bestimmte Zeit lang bei einer Sache zu bleiben. Verbessern Sie Ihre Konzentrationsfähigkeit, indem Sie die Kontrolle über Ihren Geist zurückerobern – durch Atemreduktion, indem Sie Ihrem Atem folgen oder indem Sie achtsam und konzentriert in Ihren Körper hineinspüren.

Nutzen Sie Ihr Wissen

Die richtige Atmung führt zu einem entspannten Geist. Nutzen Sie dieses Wissen, um mit negativen Erlebnissen und Rückschlägen umzugehen und sie ins Positive umzukehren.

Akzeptieren Sie

Wenn etwas in unserem Leben unseren Erwartungen zuwiderläuft – sei es, dass wir Geld verlieren, ein Kind auf die schiefe Bahn gerät, der Partner sich zur Trennung entschließt oder wir unseren Job verlieren –, fühlen wir uns gekränkt. In einer solchen Situation haben wir zwei Möglichkeiten: Entweder akzeptieren wir das Problem oder wir weigern uns, es zu akzeptieren.

Wenn Sie sich weigern, es zu akzeptieren, ist es Ihr Geist, der den Aufruhr verursacht. Eine unerwünschte Situation ist eingetreten. Das ist, wie es ist, und oft können wir nicht viel tun, um die Lage zu verändern. Worauf wir jedoch Einfluss haben, ist unsere Wahrnehmung der Situation. Die berühmte Zeile von Shakespeare hat noch immer ihre Gültigkeit: »Nichts ist an sich gut oder schlecht. Erst das Denken macht es dazu.« Oft ist nicht das Ereignis das Problem. Unsere Reaktion auf das Ereignis bestimmt über das Ausmaß unseres Glücks oder Unglücks. Wenn wir uns dazu entscheiden, eine Situation nicht zu akzeptieren, erzeugen wir einen Konflikt zwischen dem, was passiert ist, und dem, was in unseren Augen hätte passieren sollen.

Abhängig von der Intensität unserer Weigerung, die Gegebenheiten zu akzeptieren, kann die geistige Erregung tage-, wochen- oder sogar jahrelang anhalten. Oft wird das Leben in den Wartestand verschoben, bis die Angelegenheit sich geklärt hat. Letztendlich erzeugen wir nur unser eigenes Leid, wenn wir das Geschehene nicht akzeptieren.

Das alles ist nicht schwer zu verstehen. Es ergibt Sinn. Wichtig ist allerdings volle und aufrichtige Akzeptanz – ein reines Lippenbekenntnis bringt Sie nicht weiter. Was ich damit meine?

»Mein Partner hat mich verlassen. Okay, ich werde das akzeptieren. Ich brauche diesen bescheuerten Idioten überhaupt nicht. Ich werde ihm jeden einzelnen Cent abknöpfen, und ich hoffe, dass es der Schlampe, mit der er durchgebrannt ist, auch schlecht geht. Ja, ich werde akzeptieren, dass er weg ist. Er hat mich total mittellos zurückgelassen.« Diese frei erfundenen Sätze zeigen anschaulich, wie so eine nur vorgebliche Akzeptanz aussieht. Das ist keine friedvolle Akzeptanz. Innerer Frieden ist nur durch vollständige Akzeptanz ohne jede Negativität gegenüber dem, was passiert ist, möglich. Der US-amerikanische Psychologe und Philosoph William James drückt das folgendermaßen aus: »Seien Sie bereit, es anzunehmen, denn Akzeptanz dessen, was passiert ist, ist der erste Schritt zur Bewältigung der Folgen jeglichen Unglücks.«

Spüren Sie dazu in Ihren Körper hinein, reduzieren Sie Ihre Atmung.

Lassen Sie die Vergangenheit hinter sich

Fehler zu machen gehört zum Menschsein dazu. Selbst die bedeutendsten Menschen haben Fehler gemacht und zahlreiche Rückschläge erlitten. Wenn Sie einen Fehler machen, dann analysieren Sie das Vergangene nur kurz. Es ist vollkommen in Ordnung, sich zu ärgern oder eine Zeit lang niedergeschlagen zu sein, wenn man gescheitert ist.

Machen Sie den Fehler jedoch nicht zu Ihrer dauerhaften Lebensgrundlage. Wenn Sie permanent über einen Fehler aus Ihrer Vergangenheit nachdenken, machen Sie ihn damit so groß, dass er am Ende alles überragt und jeden Aspekt Ihres Lebens betrifft. Das wiederum erhöht nur Ihre geistige Erregung, wühlt Sie auf und lenkt Sie ab. Ein derart zerstreuter Geist schränkt Ihre Aufmerksamkeit in jeder einzelnen Minute, jeder Stunde, an jedem Ihrer Tage ein.

Wenn Sie in der Vergangenheit irgendwann einmal etwas getan haben, das andere Menschen sehr verletzt hat, dann machen Sie sich klar, dass diese Handlung auf Ihren damaligen geistigen Konditionierungen und Überzeugungen beruhte. Nehmen Sie hier, wenn Sie können, Veränderungen vor. Bitten Sie, wenn möglich, um Vergebung. Der Schmerz ist dazu da, um beim Loslassen zu helfen.

In diesem Zusammenhang möchte ich Ihnen eine Geschichte erzählen: Noch vor 30 Jahren war es in Irland üblich, Auto zu fahren, wenn man bereits einige Pints getrunken hatte. Zwei Männer aus Dunboyne besuchten ein Fußballspiel in Trim. Nach dem Spiel genehmigten sie sich ein paar Drinks. Auf dem Heimweg verursachten sie einen Verkehrsunfall, und der Beifahrer starb. Der Fahrer, damals 35 Jahre alt, kam mit ein paar Verletzungen davon. Während der nächsten 30 Jahre, bis zu seinem Tod, dachte der Fahrer immer wieder über den Unfall nach. Als er älter wurde, wurde er aufgrund dieser Grübeleien depressiv. Ja, dieser Mann hatte einen Fehler begangen und damit unbeabsichtigt eine schlimme Tat begangen. Sein Geist hat daraus 30 Jahre voller Qualen gemacht. Der Fahrer war mein Vater.

Ein Kind wächst in einer Gegend auf, in der die meisten Menschen vom Verkauf von Drogen leben. Es bewegt sich von klein auf in dieser Kultur, in der die Polizei als Feind gilt und andere Menschen ein bloßes Mittel zum Geldverdienen sind. Als das Kind heranwächst, handelt es selbst mit Drogen, wird zum Dealer.

Dieser Dealer verkauft gepanschte Ware. Ein ruhiger zweiundzwanzigjähriger junger Mann kauft bei ihm Drogen, nimmt sie, erleidet daraufhin eine dauerhafte Hirnschädigung und ist sein Leben lang auf Pflege angewiesen. Der Zweiundzwanzigjährige war mein Bruder.

Sind Sie der Meinung, der Dealer war bei klarem Verstand, als er die Drogen verkauft hat? Traf er eine bewusste Entscheidung? Die Handlungen des Dealers basierten auf seiner geistigen Konditionierung zum damaligen Zeitpunkt.

Vielleicht haben Sie in der Vergangenheit etwas Schlechtes getan. Womöglich haben Sie schreckliche Fehler begangen. Aber lassen Sie nicht zu, dass die Vergangenheit Ihr ganzes Leben zerstört. Wenn Sie das tun, schließen Sie sich selbst vom Leben aus. Das Einzige, was dann »lebt«, ist Ihr Geist, den Sie in die Vergangenheit oder in die Zukunft schweifen lassen. Sie können nur entweder an die Vergangenheit oder an die Zukunft denken. Wenn Sie mit Ihrer Aufmerksamkeit voll und ganz in der Gegenwart sind, bleibt kein Raum für solche Grübeleien. Betrachten Sie Ihren Geist als einen sich unablässig bewegenden rechten Arm, von dem ich zuvor in diesem Buch erzählt habe – Sie können sich komplett von ihm bestimmen lassen oder selbst die Kontrolle übernehmen.

Hören Sie auf, Probleme zu wälzen

Nehmen wir an, Sie haben einen Eimer mit schlammigem Wasser und möchten wissen, was sich am Boden befindet. Sie nehmen also einen Stock und rühren das Wasser um, weil Sie den Grund des Eimers sehen wollen. Je mehr sie rühren, desto mehr Bodensatz wird aufgewühlt, und das Wasser wird immer noch trüber.

Genau so ist der menschliche Geist beschaffen: Das Wasser ist trüb, wenn wir einer Situation gegenüberstehen, mit der es umzugehen gilt. Wir gehen das Problem im Bemühen um eine Lösung im Geiste wieder und wieder durch – rühren sozusagen das Wasser um. Wenn wir einfach warten würden, bis das Wasser sich beruhigt, würden sich die Feststoffe am Boden des Eimers absetzen und das Wasser würde klar. Wenn wir es unserem Geist erlauben, ruhig zu werden, wird auch er klar, und eine Lösung taucht auf. In einem aufgewühlten Geist ist keine Lösung erkennbar.

Wir neigen dazu, bei Problemen zu verweilen und ihnen in schier endloser Aneinanderreihung einen Gedanken nach dem anderen zu widmen. Ständig denken wir über das Problem nach. Die Intensität unserer Grübeleien, Zweifel, Befürchtungen und Ängste trübt jedoch unseren Entscheidungsprozess. Je mehr wir über das Problem nachdenken, desto mehr Raum nimmt es in unserem Kopf ein. Und desto weniger wahrscheinlich wird es, dass wir eine Lösung finden.

Wenn Sie ein Problem identifizieren, verbinden Sie sich mit dem Problem, statt vor ihm davonzurennen. Betrachten Sie es als etwas, das es zu erledigen gilt. Damit möchte ich nicht sagen, dass Sie das Problem vermeiden oder ignorieren sollen, in der Hoffnung, dass es sich von selbst erledigt. Worauf ich hinaus will, ist, dass Sie versuchen sollen, das Problem zu lösen, aber ohne ständig mentale Kommentare zu produzieren. Sehen Sie es geradewegs als das an, was es ist: etwas, das Sie in Angriff nehmen müssen.

Denken Sie einige Minuten lang über eine Lösung nach, dann legen Sie das Problem zur Seite und gehen Sie in die Stille, bis Ihr Geist wieder klar wird.

Wechseln Sie zwischen Phasen des Nachdenkens und der Stille. Wenn die Zeit reif ist, wird eine kreative Lösung in Ihrem Kopf erscheinen. Sie werden erkennen, ob es die richtige Lösung ist: Bei einer guten Lösung werden Sie ein gutes Gefühl haben. Eine kreative Lösung ist kein Produkt andauernder Grübelei. Sie entsteht in einer Lücke zwischen den Gedanken, aus einem Stillstand des Denkens heraus. Geben Sie die Überzeugung auf, Probleme ließen sich durch konstantes Nachdenken lösen – das tun sie nicht.

Wenn Sie keine Lösung für Ihr Problem haben, dann formulieren Sie Ihr Ansinnen und glauben Sie fest daran, dass eine Lösung zu Ihnen kommen wird. Vertrauen Sie darauf, dass die Sache zu gegebener Zeit geklärt werden wird. Aber was Sie auch tun: Wälzen Sie das Problem nicht in Ihrem Kopf hin und her.

Spüren Sie in Ihren Körper hinein und reduzieren Sie Ihren Atem.

Schikanen ohne Ende?

Ben kommt von der Schule nach Hause. Ein anderes Kind hat ihn beschimpft, deshalb ist er aufgebracht und ziemlich unglücklich. Seine Mutter bemerkt das, und sie versucht herauszufinden, was passiert ist. Sie hört ihm zu und sagt ihm am Ende, dass er sich keine Gedanken machen soll, dass alles in Ordnung ist und dass sie, falls das nötig wäre, mit seinem Lehrer sprechen würde. Ben geht nach draußen zum Spielen und hat den ganzen Vorfall bald vergessen.

Was, wenn die Situation anders verlaufen wäre? Wenn seine Mutter bei Ben immer weiter nachgebohrt hätte: »Wie hat er dich genannt?

Wann hat er dich so genannt? Warum hat er dich so genannt? So hat er dich genannt? Was haben die anderen Kinder gemacht? Haben sie dich ausgelacht? Gefällt es dir, wenn du beschimpft wirst? Wie hat es sich angefühlt, als er dich beschimpft hat?«

Stellen Sie sich vor, sie würde Ben nach einer halben Stunde noch einmal genau dieselben Fragen stellen, und vor dem Abendessen, vor dem Zubettgehen und als Erstes nach dem Aufwachen wieder.

Instinktiv hat Bens Mutter das nicht getan. Sie weiß, dass ein Problem zu einem Drama wird, wenn man es immer wieder aufwärmt. Hätte Sie Ben gebeten, die Situation im Kopf immer wieder durchzugehen, hätte er sich womöglich am nächsten Morgen nicht mehr in die Schule getraut.

Wie halten Sie das bei sich selbst? Wiederholen Sie dasselbe Thema geistig wieder und wieder?

Spüren Sie in Ihren Körper hinein und reduzieren Sie Ihre Atmung.

Ein Fest für Ihre Feinde

Jemand hat Ihnen in der Vergangenheit etwas angetan. Das ist schon für sich genommen schlimm genug. Jetzt entscheiden Sie sich auch noch dafür, die Sache in Ihrem Kopf wieder und wieder durchzuspielen – über Wochen, über Monate oder sogar über Jahre. Es mag sich um ein negatives Ereignis, eine unangenehme Person oder Situation handeln. Wie lange liegt das Erlebnis in Wirklichkeit schon zurück?

Der Vorfall selbst ist normalerweise schnell vorbei, aber Sie gehen ihn in Ihrem Kopf wieder und wieder durch. Durch die vielen Gedankenschichten gewinnt die Sache an Dramatik. Wenn jemand Ihnen negative Dinge sagt, dann ist es besser, daraus zu lernen, aber dann sollten Sie den mentalen Ballast wieder abwerfen.

Wenn Sie in der Gegenwart leben, werden Ihnen die Gedanken, die in Ihrem Geist ablaufen, bewusster werden. Sie werden sich der Auswirkungen auf Ihren Körper gewahr werden und die repetitiven Gedanken automatisch wesentlich früher fallen lassen können.

Was Gedanken an die Vergangenheit angeht, die Sie wiederholen: Wäre Ihr Feind nicht hoch erfreut, wenn er wüsste, dass Sie Ihre Probleme auf diese Weise lebendig gehalten haben?

Spüren Sie in Ihren Körper hinein und reduzieren Sie Ihre Atmung.

> Ein Reporter fragte den Dalai Lama einmal, ob er Zorn gegen China hege. Der Dalai Lama gab zurück: »Sie haben uns alles genommen – sollte ich ihnen denn auch noch meinen Geist überlassen?«

Positives Denken wirkt nur begrenzt

Gedanken erzeugen Emotionen und Emotionen erzeugen Gedanken. Eines ernährt sich vom anderen und trägt zu ihm bei. Sie fühlen sich niedergeschlagen und emotional ausgelaugt. Über Ihnen hängt eine dunkle Wolke und die emotionale Ladung hat die Kontrolle übernommen. Ihnen ist zum Weinen zumute.

Je mehr Sie grübeln, desto intensiver wird die Emotion. Im Gegenzug füttert sie Ihre Denkprozesse. Sie mögen das Gefühl nicht und bemühen sich, etwas dagegen zu tun. Sie versuchen, die negativen Gedanken durch positive zu ersetzen. Aber das funktioniert nicht.

Es hat sich zu viel emotional angestaut; daher wird es, egal wie sehr sie versuchen, positiv zu denken, nicht klappen. Sie werden sich nur noch schlechter fühlen.

Wenn Sie sich niedergeschlagen fühlen, dann strengen Sie sich nicht an, positiv zu denken. Warten Sie stattdessen, bis sich die angestauten Gefühle lösen. Akzeptieren Sie, dass Sie für den Moment düster, niedergeschlagen, unzufrieden und belastend sind.

Es ist in Ordnung, sich so zu fühlen. Jeder hat mal einen oder zwei schlechte Tage. Wenn Sie jedoch seit Jahren niedergeschlagen sind, dann nehmen Sie sich bewusst vor, jeden Tag so oft wie möglich, so aufmerksam wie möglich in Ihren Körper hineinzuspüren. Machen Sie einen Spaziergang, fühlen Sie achtsam in Ihren Körper und reduzieren Sie Ihre Atmung. Machen Sie über den Tag verteilt die Übung »Kurzes, häufiges Luftanhalten« (siehe Seite 48) im Sitzen. Gehen Sie mit der Aufmerksamkeit heraus aus Ihrem Kopf und streben Sie danach, Ihren KP-Wert im Laufe der Zeit zu erhöhen.

Wenn Sie akzeptieren, dass etwas ist, wie es eben ist, fällt der Druck von Ihnen ab. Natürlich wird es eine Zeit lang dauern, bis die emotionale Ladung verschwindet. Doch je mehr es Ihnen gelingt, im Jetzt zu bleiben und Ihrem Atem zu folgen oder in Ihren Körper hineinzuspüren, desto schneller wird der Druck vorübergehen.

Glück kann man nicht kaufen

Ohne einen friedvollen Geist ist Ihr Leben nichts. Wenn Ihr Geist von Tausenden von Gedanken und unaufhörlichen Sorgen aufgewühlt ist, dann spielt es keine Rolle, welche Autos, Partner, wie viel Geld, welches Haus, welchen Job oder welchen Titel Sie haben.

Sie fürchten um Ihre finanzielle Zukunft. Sie machen sich Sorgen deswegen. Werde ich über die Runden kommen? Werde ich ein akzeptables Leben führen können? Sie beschließen, etwas zu unternehmen und leben die nächsten 30 Jahre unter dem Druck, finanzielle Sicherheit zu erreichen. Am Ende haben Sie es geschafft. Aber Ihr Geist macht weiter: Sie sorgen sich weiter. Sie sorgen sich über Ihre Gesundheit. Sie sorgen sich wegen der Nachbarn und darüber, was sie denken. Sie sorgen sich um Ihre Kinder. Sie sorgen sich um eine unbekannte Zukunft.

> Sie machen sich Sorgen, wenn Sie nicht abgesichert sind. Sie machen sich Sorgen, wenn Sie abgesichert sind.
> Sicherheit führt keinen friedvollen Geist herbei. Nur ein friedvoller Geist führt zu einem friedvollen Geist.

Ihr Geist hat Vorrang – um ihn müssen Sie sich als Erstes kümmern. Nur mit einem friedvollen und ruhigen Geist werden Sie das Leben genießen können. Wenn Sie in einem hoch bezahlten, aber stressigen Job arbeiten, können Sie einen gewissen materiellen Wohlstand erlangen, aber geht das nicht zulasten Ihrer inneren Ruhe? Sie sind dann zwar erfolgreich – aber zu welchem Preis?

Materieller Reichtum und Titel sind nützlich, haben aber ihre Grenzen. Viele Reiche suchen regelmäßig Reha-Kliniken auf, leiden an Depressionen und fürchten, dass Sie irgendwann alles Erreichte verlieren werden. Eine gutaussehende Person, die sich auf ihre Attraktivität verlässt, wird ihre Reize eines Tages einbüßen. Alles ist dem Wandel unterworfen. Kein Sachwert, kein Objekt, das wir gewinnen oder verdienen können, kann uns dauerhafte Erfüllung geben.

Ich will damit nicht sagen, dass Sie nicht versuchen sollen, Ihr Los zu verbessern. Ich meine damit, dass es wichtig ist, dass Sie sich selbst kennenlernen, indem Sie beobachten, was in Ihrem Geist vor sich geht und welche Auswirkungen das auf Sie selbst und die Menschen in Ihrer Umgebung hat. Finden Sie sich selbst.

Für die meisten Bewohner der östlichen Welt ist materieller Wohlstand außerhalb ihrer Reichweite. Dennoch sind diese Menschen unbeschwerter und zufriedener als wir im Westen. Was ist ihr Geheimnis?

Das Geheimnis liegt in dem Gewicht, das östliche Kulturen der Kultivierung eines ruhigen Geistes beimessen. Ein ruhiger Geist führt zu Leichtigkeit und Zufriedenheit. Ein unruhiger Geist führt zu Belastung und Unzufriedenheit.

Kaufen Sie sich das schöne Auto und das Haus. Arbeiten Sie in einem tollen Job. Ja, diese Dinge sind angenehm und machen uns das Leben ein wenig leichter. Trotzdem sind sie im Grunde nebensächlich. Worauf es primär ankommt ist, zu welchem Grad Sie von Ihren Gedanken unabhängig sind. Sie ganz allein sind für Ihre Lebensqualität verantwortlich und haben ein hohes Maß an Kontrolle darüber.

Ihr wahres Selbst ist das einzig Bleibende. Es verändert sich nicht, sondert bleibt immer gleich, unabhängig davon, was im Außen geschieht. Lernen Sie Ihr wahres Selbst kennen, indem Sie das Grübeln sein lassen und Ihr Leben frei von den Filtern der Konditionierung leben. Nehmen Sie die Sonnenbrille ab und sehen Sie das Licht.

Spüren Sie in Ihren Körper hinein und reduzieren Sie Ihre Atmung.

Erzeugen Sie in sich Frieden oder Leid?

Um mit anderen in Frieden leben können, müssen wir selbst zu innerem Frieden finden. Denn wie könnten Sie mit anderen in Frieden leben, wenn Sie nicht mit sich selbst im Reinen sind? Lernen Sie sich selbst kennen – nicht nur auf intellektueller Ebene, sondern auf der Ebene der Erfahrung. Beobachten Sie sich aufmerksam. Schaffen Sie in Ihrem Inneren Frieden oder Leid?

Wenn Sie in Ihrem Geist Negativität erzeugen, sind Sie zum Leiden verurteilt. Ist Ihr Geist hingegen friedvoll und rein, dann spüren Sie das Himmelreich in sich selbst. Erkennen Sie, wie Ihr Geist Ihren Körper beeinflusst und wie Emotionen den Geist beeinflussen. Denn Sie selbst sind das erste Opfer Ihrer eigenen Wut, Ihres eigenen Neides, Ihres eigenen Hasses und Ihres eigenen Wunsches nach Vergeltung.

Das sind die grundlegenden Gesetzmäßigkeiten des Lebens. Wenn Ihr Geist ruhig ist, rein und frei von Spannungen, Ärger, Feindseligkeit und Neid, dann werden Sie vom Leben belohnt.

Jemand, der eine lange Gefängnisstrafe verbüßt, kann viel Zeit damit verbringen, Rachepläne gegen den Polizisten zu schmieden, der ihn festgenommen hat, gegen den Zeugen, der gegen ihn ausgesagt hat, gegen den Richter, der ihn verurteilt hat. Aber während dieser ganzen Zeit macht er sich selbst das Leben zur Hölle.

Je mehr Sie über Rache sinnen oder Ihren Feind hassen, desto stärker verspannt sich Ihr Körper und verkrampft sich Ihr Magen. Es ist unmöglich, negative Gedanken gegenüber einem anderen zu hegen, ohne dass diese Gedanken gleichzeitig einen negativen Effekt auf einen selbst haben.

Sie werden überrascht sein, wie Situationen sich von selbst klären, wenn Sie ganz im Jetzt sind. Sie wissen dann auf einmal, was zu tun ist, und sind in der Lage zu handeln, ohne durch die Gedankenbrille zu schauen. Kein Problem löst sich, indem Sie ununterbrochen grübeln und sich abmühen.

Damit will ich nicht sagen, dass Sie alles hinnehmen sollen. Wenn es nötig wird, dass Sie jemanden in seine Schranken weisen, dann warten Sie auf den richtigen Zeitpunkt. Gehen Sie nicht aus dem ersten Ärger heraus gegen ihn an, denn was wir im Zorn sagen, bereuen wir in der Regel später. Wenn es sich nicht vermeiden lässt, dann konfrontieren Sie diesen Menschen mit seinem Fehlverhalten, wenn Sie innerlich ruhig und voll präsent sind.

Wenn der richtige Zeitpunkt gekommen ist, dann treffen Sie sich mit der betreffenden Person. Legen Sie alle früheren Gedanken über diesen Menschen zur Seite und sprechen Sie über den Sachverhalt. Erklären Sie die Situation. Indem Sie alle Gedanken loslassen, bleiben Sie ruhig und gelassen. Diese Vorgehensweise ist sehr machtvoll.

Letztendlich werden Sie nicht mehr im gleichen Ausmaß mit negativen Situationen konfrontiert sein, wenn Sie ganz im Jetzt sind und mit der höheren Intelligenz des Lebens verbunden bleiben. Das Leben wird leichter werden.

Von jetzt an im Jetzt

Alles geschieht im Jetzt. Nichts geschieht außerhalb der Gegenwart. Nur die Gegenwart zählt. Wenn Sie Ihren Geist komplett beruhigt haben, indem Sie auf Ihre Atmung, auf Ihren inneren Körper und auf Ihre fünf Sinne achten, dann sind Sie ganz im Jetzt. Wann immer Sie Ihre Aufmerksamkeit auf Ihren Geist gerichtet haben, befinden Sie sich nicht im gegenwärtigen Moment.

Denken oder Leben – Sie haben die Wahl

Wir müssen uns wirklich in jedem einzelnen Moment für das Leben entscheiden. Fragen Sie sich immer wieder selbst: Sind Sie in Gedanken versunken oder in Kontakt mit der Realität – mit dem, was sich um Sie herum abspielt? So einfach ist das.

Beziehungen und Denkmuster sind ein gutes Beispiel dafür. Wenn wir jemanden neu kennenlernen, scheint uns das Leben beschwingt und schön. Im Laufe der Zeit lernen wir unseren Partner oder unsere Partnerin besser kennen. Dann passiert es oft, dass wir die guten Eigenschaften aus dem Blick verlieren und nur noch die schlechteren Seiten sehen. Wir fixieren uns auf diejenigen Gewohnheiten des anderen, die uns stören. Wir beginnen, die Unterschiede zu analysieren, kauen Sie geistig immer wieder durch und beißen uns regelrecht an ihnen fest. Die schlechten Seiten werden auf diese Weise nach und nach übermächtig, und wir vergessen die positiven Seiten. Dann treten wir ihm oder ihr gegenüber und betrachten ihn durch diesen gedanklichen Film. Wir fangen Streit an, es entstehen Spannungen. Die emotionalen Wellen schlagen hoch, und wir ärgern uns übereinander.

Dabei sehen wir doch eigentlich ein geistiges Zerrbild: Kleine Eigenheiten, die uns vorher liebenswert erschienen, sind jetzt der Auslöser für Ehe- und Beziehungsprobleme.

Wenn es in Ihrer Beziehung Probleme gibt, dann versuchen Sie, Ihr Gegenüber bei Ihrer nächsten Begegnung so zu sehen, als begegneten Sie ihm oder ihr zum ersten Mal. Wenn Sie nicht durch die Brille der Vergangenheit schauen, wird alles ganz anders aussehen. Menschen, die sich auf einer bestimmten gedanklichen Schiene festgefahren haben, denken oft die ganze Zeit über Schlechtes über ihre Beziehungen. Doch wie können Sie jemals eine gute Beziehung führen, wenn Ihnen der Müll der Vergangenheit die ganze Zeit über den Blick verstellt?

Wenn Sie unglücklich sind, liegt das sehr wahrscheinlich daran, dass Sie zu viel Zeit damit verbringen zu grübeln. Sie schaffen auf der Basis Ihrer Gedanken Probleme. Wenn Sie die Gedankenaktivität einfach verebben lassen würden, dann hätten Sie weit weniger Probleme.

Die Lösung liegt nicht darin, den anderen zu analysieren. Schauen Sie nicht durch Ihre Gedankenbrille. Hören Sie auf, sich eine vorgefasste Meinung vom anderen zu machen. Schauen Sie hin und versuchen Sie, wirklich zu sehen. Hören Sie hin. Fühlen Sie hin. Ein Gefühl von Freiheit wird sich einstellen, wenn Sie mit dem Leben in Verbindung treten, denn das Leben ist die Grundsubstanz hinter allem. Die wirkliche Welt ist das Leben selbst, und nicht eine Anhäufung irgendwelcher Gedanken.

Manche Menschen hören nie auf mit dem Denken, nicht einmal für einen kurzen Moment. Diese Menschen versäumen das Leben.

Wenn Sie Ihren Job nicht mögen, dann tun Sie ihn, ohne groß darüber nachzudenken. Lassen Sie nicht zu, dass Ihr Geist die Arbeit ständig analysiert und Ihren Arbeitsplatz zur Hölle auf Erden macht. Ich spreche aus Erfahrung: Ich habe einige Jahre damit verbracht, meine damalige Arbeit zu hassen. Ich habe ununterbrochen daran gedacht. Das zieht Sie nur runter und macht Sie zum Gefangenen Ihrer Arbeit. Je mehr Sie darüber nachdenken, dass Sie Ihren Job nicht mögen, desto weniger Raum geben Sie möglichen Lösungen.

Wenn Sie immer im Moment bleiben und einen Schritt nach dem anderen tun, werden Sie nur noch sehr wenige Gedanken umtreiben. Bleiben Sie nicht in einem Gedankenmuster gefangen. Sich einfach nur achtsam von einem Moment zum nächsten zu bewegen, erfordert kein Grübeln. Folgen Sie jedem Moment im Lauf der Zeit. Denken Sie nicht an die Zukunft, sorgen Sie sich nicht um die Vergangenheit. Die Vergangenheit ist, was sie ist: vergangen. Daran können Sie wenig ändern.

Wir halten Gedanken für real, aber das sind sie nicht. Gedanken sind verbraucht und abgestanden. Sie beruhen auf Konditionierungen und Programmen aus unserer Vergangenheit – das Leben jedoch ist im Fluss und verändert sich unablässig. Sie bekommen keine Lösungen für Dinge, die im Fluss sind, indem Sie sich in verbrauchte Gedanken versenken.

Spüren Sie in Ihren Körper hinein und reduzieren Sie Ihre Atmung.

Hilfe, ich kann nicht aufhören zu denken!

Womöglich sagen Sie jetzt: Das klingt ja alles ganz vernünftig, aber es ist unmöglich, mit dem Denken aufzuhören, wenn etwas falsch läuft. Ich weiß schon: Das ist leichter gesagt als getan. Aber auf der anderen Seite ist es wesentlich leichter, mit dem Denken aufzuhören, als zuzulassen, dass der Geist sich in einem Strom beunruhigender Gedanken festfährt. Nur ein sehr kleiner Teil der 24 Stunden jedes Tages wird von negativen Ereignissen belegt. Es sind unsere ewig kreisenden Gedanken, welche die Situation in unserem Geist zu einer dauerhaften Situation machen.

Es ist einfacher, wenn Sie in guten Phasen an Ihrem Bewusstsein arbeiten. Etablieren Sie die regelmäßige Praxis der Gedankenbeobachtung, wenn es in Ihrem Leben gut läuft. Wenden Sie sich mit Ihrer gesamten Aufmerksamkeit dem gegenwärtigen Moment zu, spüren Sie in Ihren Körper hinein oder folgen Sie Ihrem Atem. Je häufiger Sie das tun, desto einfacher können Sie darauf zurückgreifen, wenn es einmal weniger gut läuft.

Alte Spannungen lösen

Vergangene Ereignisse und alte Gedanken, die unter der Oberfläche des Bewusstseins verborgen liegen, werden wieder auftauchen, wenn Sie Ihren Geist zur Ruhe bringen. Durch das Präsentsein im Jetzt, die Atembeobachtung, das Hineinspüren in den Körper wird der Geist klar, und alte Erinnerungen steigen auf – gute und weniger gute. Vielleicht fällt Ihnen ein Lehrer ein, den Sie vor 30 Jahren in der Schule hatten. Sie erinnern sich an Kindheitsfreunde, an eine Erfahrung während der Ferien oder an etwas, das damals irgendjemand zu Ihnen gesagt hat.

Es kann auch passieren, dass tief verwurzelte Verletzungen an die Oberfläche kommen. Wenn solche Erinnerungen aufsteigen, nehmen Sie sie einfach zur Kenntnis und lassen Sie sie vorbeiziehen, auch solche Dinge, die sehr schmerzhaft waren.

Betrachten Sie diese vergangenen Verletzungen einfach als Gedanken. Beobachten Sie sie, ohne sich damit erneut zu identifizieren, und lassen Sie sie vorüberziehen. Im Verlauf dieses Prozesses kann es zu Stimmungswechseln, emotionalen Belastungen und kurzzeitigen Depressionen kommen. Wenn Sie sich niedergeschlagen fühlen, akzeptieren Sie es als Teil des Heilungsprozesses. Es ist in Ordnung, niedergeschlagen zu sein, es ist eine kurze Phase und wird vorübergehen. Diesen Prozessen mit Akzeptanz zu begegnen, trägt zu ihrer Beschleunigung bei. Verarbeiten Sie die Vergangenheit, indem Sie in der Gegenwart leben. Dieses Vorgehen hilft, die alten Denkmuster, die Ihr Leben geprägt haben, aufzulösen.

Die gute Nachricht ist, dass Sie das Vergangene nicht analysieren müssen, um es anzugehen. Sie müssen es nicht einmal verstehen. Leben Sie einfach im Jetzt und lassen Sie zu, dass das Vergangene aufsteigt und abgeschwächt wird. Wenn Sie jedoch den Eindruck haben, mit eventuell wieder lebendig werdenden traumatischen Erinnerungen auf diese Weise nicht zurechtzukommen, scheuen Sie sich nicht, professionelle Hilfe aufzusuchen.

Das Leben hilft uns

Egal, wie intelligent wir sind: Wir sind abhängig davon, dass das Leben uns den Weg weist. Wir schaffen es nicht allein, und das ist auch gar nicht so vorgesehen. Alle Arten, mit Ausnahme der meisten Menschen, verlassen sich auf den Beistand durch das Leben, darauf, dass es für sie sorgt und sie hegt und pflegt. Vögel, Tiger, Elefanten, Schlangen, Katzen, Hunde, Seehunde, Delphine und Wale sorgen sich nicht um das Morgen, und sie verweilen nicht in der Vergangenheit. Sie fürchten sich selten, abgesehen von kurzen Momenten, wenn sie einem Raubtier gegenüberstehen. Warum bilden Menschen hier eine Ausnahme? Warum sollte das Leben die Menschen im Stich lassen, aber für jedes andere Lebewesen da sein?

Sie sind nicht eins mit dem Leben, wenn Sie mit Ihrer gesamten Aufmerksamkeit in Ihrem Kopf sind. Sie verpassen das Leben und alles, was es Ihnen zu bieten hat. Schauen Sie um sich. Sie werden sehen, dass auch die anderen Menschen in ihren Köpfen gefangen sind, ständig über Vergangenes oder Künftiges nachdenken und selten mit der Aufmerksamkeit im Jetzt sind.

Das Leben ist aber keine Ansammlung von Gedanken. Das Leben verfügt über eine unermessliche Intelligenz, die wir selten zurate ziehen. Erlauben Sie es dem Leben an sich, Ihnen durch Ihr eigenes, individuelles Leben zu helfen. Machen Sie sich nicht ständig Gedanken, sorgen Sie sich nicht so oft darüber, wie irgendeine Situation oder ein Ereignis sich entwickeln wird. Vertrauen Sie auf das Leben, und das Leben wird Sie behüten.

Ihre Aufgabe ist es zuzulassen, dass das Leben sich durch Sie verwirklicht. Sie ermöglichen das, indem Sie ganz in Ihren Körper hineinspüren oder Ihrem Atemfluss folgen. Ihre Aufgabe ist es, das Leben zu leben, statt einer Ansammlung von Gedanken in Ihrem Kopf zu folgen. Wenn Sie nur in Ihren Gedanken leben, sind Sie vom wirklichen Leben getrennt.

Lassen Sie sich leiten

In gewisser Hinsicht werden Sie, wenn Sie Ihre Gedanken loslassen, sich zunächst fühlen, als ob Sie die Kontrolle aufgeben. Unser gesellschaftliches Umfeld, unsere Erziehung und viele andere Faktoren haben uns so konditioniert, dass wir glauben, wir müssten unablässig denken. Wir sind davon überzeugt, dass alles, was wir je erreicht oder wonach wir gestrebt haben, um uns herum einstürzen wird, wenn wir mit dem Denken aufhören. Wir sind davon überzeugt, dass unsere Beziehungen zerbrechen, unsere Kinder verkommen und unsere Ersparnisse dahinschwinden werden.

Tief in uns drin glauben wir, dass wir die ganze Zeit über Denken müssten. Wenn das nicht der Fall wäre, warum sollten wir dann damit fortfahren? Geben Sie dem Leben eine Chance, riskieren Sie es, und erfahren Sie, wie das Leben für Sie sorgt. Vergessen Sie die Gedanken – verbinden Sie sich mit dem Leben.

Sie sind auf dieser Welt, um das Leben zu entdecken. Haben Sie Spaß dabei. Probieren Sie es aus. Aber Sie müssen bereit dazu sein. Entscheiden Sie sich für die Veränderung. Fangen Sie mit kleinen Teilbereichen an.

Wenn Sie sich in Ihrem Job langweilen: Können Sie einen anderen Blickwinkel einnehmen? Können Sie Ihre Arbeit angehen, ohne das Gefühl zu haben, dass sie langweilig ist? Können Sie Ihrem Mann oder Ihrer Frau gegenübertreten, ohne Ihren Blick von der Negativität trüben zu lassen, die Sie im Laufe der letzten Monate in Ihrem Kopf angesammelt haben?

Übernehmen Sie sanft wieder das Kommando in Ihrem Geist. Beobachten Sie Ihren Atem, spüren Sie in Ihren Körper hinein, reduzieren Sie die Atmung. Schaffen Sie dafür über den Tag verteilte Zeitinseln von wenigen Minuten.

Praktizieren Sie diese Übungen insbesondere, wenn Sie fernsehen, Auto fahren, im Postamt in der Schlange stehen, die Straße hinuntergehen, Sport treiben und wenn Sie abends im Bett liegen. Je häufiger Sie sie in Ihren Tagesablauf einbauen, desto leichter wird es Ihnen fallen, damit fortzufahren.

Wenn Sie dann im Straßenverkehr jemand schneidet, drücken Sie vielleicht trotzdem auf die Hupe, aber Sie werden viel schneller wieder innerlich ruhig sein. Je stärker Sie unter dem Druck Ihrer Gedanken stehen, desto eher und desto länger werden Sie hupen. Wenn Sie hingegen vollkommen in die Stille eingetaucht sind, werden Sie wahrscheinlich gar nicht das Bedürfnis haben zu hupen. Sie lassen einfach los. Sie reagieren nicht mehr automatisch.

Wenn Sie in Ihren Körper hineinspüren, können Sie wahrnehmen, wie erregt Ihr Geist ist. Bei innerem Stress ist Ihr Bauch wahrscheinlich angespannt und hart wie ein Stein. Sie wissen ja, welche negativen Auswirkungen Ärger auf Ihren Körper hat, und wenn Sie sich das bewusst machen, werden Sie diese nicht durch weiteres Grübeln verstärken. Sie spüren instinktiv, wie schädlich das wäre. Nach einer gewissen Zeit wird das Problem abebben. Sie werden den ungesunden Automatismus des menschlichen Geistes immer besser verstehen und sich nicht mehr mit jedem Gedanken identifizieren, als sei er Wirklichkeit.

Das Ergebnis

Zunächst beobachten Sie Ihre Gedanken und Emotionen. Sie nehmen wahr, wie Ihre Gedanken und Ihre Gefühle zusammenhängen und sich wechselseitig beeinflussen.

Sie beginnen, sich über die Auswirkungen Ihres Denkens klar zu werden. Sie werden sich Ihrer Gedanken ganz bewusst, statt Sie weiter unbeaufsichtigt und unkontrolliert im Hintergrund laufen zu lassen. Dadurch erlangen Sie automatisch eine höhere Kontrolle über Ihre Gedankenprozesse. Genauso wie die Einsicht, dass Sie die Hand ohne zu zögern vor einem heißen Gegenstand zurückziehen müssen, ist auch die Einsicht, dass Ihr Geist über Ihr persönliches Glück bestimmt, absolut und unbestreitbar. Das ist Erkenntnis.

Sie beginnen, Ihren Geist als ein Werkzeug zu betrachten, das zu Ihrer Verfügung steht. Sie machen die Erfahrung, dass Sie mehr Kontrolle über Ihren Geist erlangen können. Sie spüren, während Sie eine beliebige Tätigkeit verrichten und zwischendurch über Praxisangelegenheiten nachdenken, achtsam in Ihren Körper hinein und reduzieren Ihre Atmung. Sie folgen jedem einzelnen Atemzug und fühlen den Lufthunger. Sie atmen stets durch die Nase: beim Sport, beim Schlafen und bei jeder anderen Aktivität. Sie sind den ganzen Tag über ganz bei sich und Ihrem Körper.

Wenn ein Problem auftaucht, denken Sie eine Zeit lang darüber nach, lassen die Gedanken dann wieder ziehen und spüren in Ihren Körper hinein. Sie denken einige Minuten lang nach und hören dann wieder damit auf.

Wenn Sie all das tun – heißt das, dass Sie nie wieder Ärger, Affekte, Feindseligkeit oder Unruhe spüren werden? Nein.

Sie werden weiterhin Emotionen spüren, und Sie werden auch weiterhin wütend werden, allerdings weniger häufig. Äußere Anlässe werden Sie nicht mehr so stark belasten wie zuvor. Je mehr Stille Sie in Ihr Leben bringen, desto weniger heftig werden Sie reagieren und desto schneller bewältigen Sie die jeweilige Situation.

Jemand, der sich der Wirkungsweise des Geistes bewusst ist und weiß, wie Ärger, Hass, Spannungen und Erregungszustände entstehen, ist automatisch dazu in der Lage, Probleme frühzeitig wieder »loszulassen«.

Übernehmen Sie die Verantwortung für Ihr Leben

Depressive und ängstliche Menschen müssen genauso Verantwortung übernehmen wie alle anderen. Letzten Endes befinden sich Problem und Lösung am selben Ort – in Ihrem Kopf. Es ist nicht der richtige Weg, zum Doktor zu rennen, damit er Sie mit legalen Drogen ruhigstellt, ohne überhaupt erst einmal versucht zu haben, dem eigentlichen Problem auf den Grund zu gehen. Nicht alle Ärzte verschreiben leichtfertig Psychopharmaka, aber es sind immer noch zu viele. Für das westliche Gesundheitsmodell ist eine Person unter Dauermedikation eine gute Neuigkeit – sie ist dann ein treuer Kunde pharmazeutischer Konzerne und wird die nächsten Jahrzehnte lang deren Produkte nutzen.

Manchmal kommen Patienten zu mir und erzählen, sie hätten es bereits mit Atemübungen versucht, aber diese hätten keine Wirkung gezeigt. Das liegt häufig daran, dass sie nicht kontinuierlich genug üben. Das aber ist für einen erfolgreichen Start unabdingbar. Sie haben vielleicht ein paarmal bestimmte Übungen probiert, vielleicht auch einen Tag lang oder zwei, und dann aufgegeben. Solchen Menschen fehlt es an Disziplin.

Es tut mir leid, aber ich muss es an dieser Stelle sagen: Manchmal ist es einfach nötig, sich anzustrengen, um weiterzukommen. Dabei sollten Sie die Atembeobachtung nicht als Arbeit betrachten: Sich mit seinem Körper zu verbinden ist eine wunderbare Sache! Sie haben jahrelang einen Gedanken auf den anderen geschichtet und sind so an dem Punkt angelangt, an dem Sie sich heute befinden. Es wird darum auch eine Zeit lang dauern, bis Sie diese Gewohnheit wieder abgelegt haben. Wie bei allen Gewohnheiten will der Geist den Ist-Zustand beibehalten und wird sich jeder Veränderung zunächst widersetzen. Es liegt in Ihren Händen, diese Veränderung herbeizuführen.

Viele nutzen unsere westliche Gesellschaft als Ausrede. Wir sind Meister der sofortigen Bedürfnisbefriedigung, suchen nach schnellen Lösungen und sind nicht willens, Verantwortung für unser eigenes Leben zu übernehmen. Wenn Sie nicht bereit sind, sich wirklich zu engagieren, dann kann ich nur sagen: Sie leiden noch nicht genug.

Oft sagen Patienten auch, sie hätten nicht die Zeit, ihren Atem zu beobachten oder in ihren Körper hineinzuspüren. Auch das ist eine Ausflucht: Atmen oder in sich hineinspüren kann man überall und während jeder x-beliebigen Tätigkeit.

Ich kann Ihnen versprechen, dass Sie, wenn Sie drei Wochen lang so oft wie möglich Ihren Atem reduzieren und sich auf Ihren Körper konzentrieren, am Ende ein anderer Mensch sein werden. Ihr Geist wird so klar sein, wie er es womöglich seit Ihrer Kindheit nicht mehr war. Einst waren Sie frei von repetitivem Denken und Gedankenkarussels. Sie lebten in einem Zustand der Glückseligkeit. Dieser Zustand wurde Schicht um Schicht durch Konditionierungen und Grübeleien verschüttet. Kehren Sie zurück zu Ihrem Urzustand. Kehren Sie dahin zurück, wie es in Ihren ersten paar Jahren war. Betrachten Sie das Denken als nützliches Werkzeug für praktische Situationen. Zu allen anderen Zeiten verbinden Sie sich mit dem Jetzt, mit ihrem Körper und Ihrem Atem. Die Schichten aus Gedankenaktivität und Konditionierung werden sich auflösen, weil Sie Ihnen keine Aufmerksamkeit mehr schenken.

Es ist nicht schwer, seinen Atem zu beobachten und seinen Geist zu beruhigen, denn dies entspricht der natürlichen Ordnung der Dinge – es ist, wie nach Hause zu kommen. Was uns das Dasein hingegen schwer macht, ist, in diesem unaufhörlichen Gedankenwust zu leben und alles, was unser Geist so produziert, für die Wahrheit zu halten. Ich weiß nicht, wie man so leben kann. Ich selbst habe es viele Jahre lang getan und darunter gelitten, ich war gestresst und voller Ängste. Es ist der pure Wahnsinn.

5

So atmen Sie Angst, Stress und Panik dauerhaft weg

Es kommt weit mehr darauf an, wie oft Sie Ihre Aufmerksamkeit aus Ihrem Kopf abziehen und sie auf Ihren Atem, Ihren Körper oder Ihre Sinne richten, als auf die Länge der Zeit, die Sie dort verweilen. Auf welche Art und Weise Sie Atemreduktion und Stille in Ihren Alltag integrieren, hängt davon ab, wie es Ihnen geht. Die folgenden Vorschläge geben Ihnen, abhängig von Ihrem KP-Wert, Ihrem allgemeinen Gesundheitszustand und Ihrem Alter, einige Ansatzpunkte zum Vorgehen.

Ein einfacher Weg zu einem ruhigen Geist

Wenn es Ihnen schwerfällt, Ihren Geist durch eine der beschriebenen Praktiken zur Ruhe zu bringen, dann führen Sie zwei in Kombination durch. Spüren Sie zum Beispiel während der Atemreduktion aufmerksam in Ihren Körper hinein. Oder richten Sie Ihre Sinneswahrnehmungen auf das, was um Sie herum geschieht, während Sie in Ihren Körper hineinspüren. Schauen Sie, hören Sie zu, spüren Sie hin. Wenn Sie etwas tun, was Sie gern tun, dann tun Sie es mit allen Sinnen, um im gegenwärtigen Augenblick ganz präsent zu sein. Es geht darum, Ihre unkontrollierte, repetitive Gedankenaktivität zu reduzieren.

Sanftes Programm

Dieses Atemprogramm eignet sich für Personen mit gesundheitlichen Einschränkungen, fortgeschrittenem Alter oder einem KP-Wert unter zehn Sekunden.

- Atmen Sie stets durch die Nase, auch nachts.
- Führen Sie, wann immer es nötig ist, behutsam die Übung zum Freimachen der Nase (siehe Seite 50) durch.
- Beobachten Sie Ihre Gedanken. Machen Sie sich bewusst, was in Ihrem Geist vor sich geht, und erkunden Sie, wie Ihre Gedanken Stimmungen hervorrufen und wie Ihre Stimmung wiederum bestimmte Gedanken entstehen lässt.
- Spüren Sie für fünf Minuten in Ihren Körper hinein. Machen Sie das über den Tag hinweg viele Male.
- Spüren Sie in Ihren Körper hinein, wenn Sie sich in der Natur aufhalten oder ein Tier – zum Beispiel einen Hund oder eine Katze – streicheln.
- Entspannen Sie Ihren Körper bewusst. Wenn Ihr Bauch angespannt ist, nutzen Sie Ihren Geist, um ihn zu entspannen.
- Achten Sie stets auf eine ruhige Atmung; reduzieren Sie die Atmung, indem Sie Bauch und Brustraum entspannen.
- Vermeiden Sie zu viel Reden oder andere Aktivitäten, welche die Atmung verstärken.
- Essen Sie kleine Portionen.
- Gehen Sie beim Sport niemals bis zu dem Punkt (oder über ihn hinaus), an dem Sie die Kontrolle über Ihren Atem verlieren.
- Absolvieren Sie die Übung »Kurzes, häufiges Luftanhalten« (siehe Seite 48) mehrmals am Tag. Achten Sie dabei darauf, ihre Atmung sanft zu reduzieren, sodass Sie einen leichten bis mittleren Lufthunger spüren. Sie könnten zum Beispiel zweitausend Mal pro Tag kurz den Atem anhalten und mehrmals fünfminütige Blöcke mit reduziertem Atemvolumen umsetzen. Es ist nicht notwendig, die kurzen Atempausen zu zählen; machen Sie einfach so viele

wie möglich. Je ernster Ihre Symptome sind, desto größer sollte allerdings die Anzahl der Atempausen und der sanften Atemreduktionseinheiten sein.

- Gehen oder walken Sie jeden Tag eine Runde mit geschlossenem Mund.

Programm für Teenager

- Nutze die Übung zum Freimachen der Nase, wenn deine Nase verstopft ist.
- Halte den Mund immer geschlossen, auch während du schläfst.
- Beobachte, was dein Geist so treibt, und erkenne wiederkehrende Gedankenmuster. Trete aus diesen Mustern heraus.
- Spüre mehrmals täglich fünf Minuten lang in deinen Körper hinein. Widme in der Schule 70 Prozent deine Aufmerksamkeit dem Unterricht und 30 Prozent dem Hineinspüren in deinen Körper oder der Atemreduktion.
- Nutze die Übung »Kurzes, häufiges Luftanhalten« (siehe Seite 48), wenn du gestresst bist.
- Wenn du keine sonstigen Symptome hast, dann führe zu verschiedenen Tageszeiten die Übung »Kurzes, häufiges Luftanhalten« (siehe Seite 48), durch. Halte zum Beispiel die Luft an, während du irgendwohin läufst, auf dem Trampolin springst, beim Rennen, beim Reiten oder bei irgendeiner anderen körperlichen Aktivität, die du gern machst. Halte beim Sport deinen Atem so lange an, wie du kannst, ohne unter Druck zu geraten. Achte darauf, deinen Atem am Ende einer Atempause so schnell wie möglich wieder zu beruhigen.
- Mache dich mit dem Konzept des Atmens mit reduzierten Volumen vertraut und achte darauf, den ganzen Tag über ruhig zu atmen. Es ist nicht nötig, das Atmen mit reduziertem Volumen

speziell zu trainieren – beziehe die Atemreduktion einfach in jede Aktivität mit ein. Denk daran, dass du durch Atemreduktion den Blutfluss zum Gehirn und die Sauerstoffversorgung des Gehirns verbesserst. Außerdem gehst du während der Atemreduktion aus dem Denkkarussell heraus.
- Achte darauf, Bauch und Brust zu entspannen. Halte deinen Brustkorb beim Atmen ruhig.

Programm für Erwachsene mit sehr aktivem Lebensstil

- Atmen Sie von dem Moment an, an dem Sie aufwachen, mit reduziertem Volumen. Reduzieren Sie beispielsweise Ihre Atmung, während Sie noch ein paar Minuten im Bett liegen bleiben, bis Sie das Bedürfnis nach mehr Luft verspüren.
- Spüren Sie im Laufe des Tages, so oft Sie können, in Ihren Körper hinein.
- Halten Sie die Luft an und reduzieren Sie Ihre Atmung. Wenn Sie sich zum Beispiel unter der Dusche die Haare waschen, halten Sie nach dem Ausatmen die Luft an, bis Sie das deutliche Bedürfnis spüren, wieder zu atmen.
- Reduzieren Sie die Atmung auf dem Weg zur Arbeit, indem Sie Bauch und Brustraum entspannen. Achten Sie darauf, dass Ihr Brustkorb beim Atmen ruhig bleibt.
- Machen Sie die Übung »Kurzes, häufiges Luftanhalten« (siehe Seite 48), während Sie vom Auto zu Ihrem Arbeitsplatz laufen.
- Machen Sie während der Mittagspause einen zwanzigminütigen Spaziergang mit vielen Atempausen.
- Reduzieren Sie die Atmung auch, wenn Sie von der Arbeit zurückkehren: beim Autofahren, beim Fernsehen oder Lesen.
- Spüren Sie, wenn Sie in einen Konflikt geraten, augenblicklich aufmerksam in Ihren Körper hinein. Beginnen Sie damit bei klei-

nen Anlässen. Im Laufe der Zeit werden Sie insgesamt ruhiger werden – unabhängig davon, was sich um Sie herum abspielt.

- Wenn Sie jemanden mit etwas konfrontieren müssen, dann warten Sie zunächst, bis sich Ihr Ärger gelegt hat. Wenn Sie dem anderen dann gegenübertreten, spüren Sie mit einem Großteil Ihrer Aufmerksamkeit in Ihren Körper hinein.
- Verlassen Sie bewusst repetitive Gedankenmuster und Gedankenkarussells, insbesondere wenn diese viel von Ihrer Zeit in Anspruch nehmen, zu keinem Ziel führen, Ärger und Anspannung verursachen beziehungsweise Ihnen Energie rauben.

Idealerweise verbringen Sie insgesamt 90 Minuten am Tag mit Atemreduktion, körperlicher Bewegung mit geschlossenem Mund und Hineinspüren in Ihren Körper. Der beste Zeitpunkt für das Atmen mit reduziertem Volumen ist gleich nach dem Aufwachen. Danach üben Sie regelmäßig über den Tag verteilt. Ein letztes Mal machen Sie die Übung direkt vor dem Einschlafen. Richten Sie immer einen großen Teil Ihrer Aufmerksamkeit darauf, in Ihren Körper hineinzuspüren. Sie werden für Ihre Mühe reich belohnt werden.

Schenken Sie Ihrem Atem so viel Aufmerksamkeit, dass sich Ihr KP-Wert jede Woche um vier Sekunden verbessert. Steigt der Wert nicht jede Woche an, dann achten Sie noch mehr auf Ihren Atem oder reservieren Sie jeden Tag ausreichend Zeit für formelle Übungen.

Sie haben zwei Optionen

Entweder kontrollieren Sie Ihren Geist und erreichen einen hohen KP-Wert oder Sie kämpfen für den Rest Ihres Lebens mit Ihren Symptomen. Sie können diese Grundregel ignorieren – aber auf eigene Gefahr.

Nach mehrwöchiger Praxis und bei einem KP-Wert von vielleicht 20 Sekunden kann eine Haltephase eintreten, auf der Sie scheinbar keine Fortschritte in Bezug auf Ihre Symptome und Ihren KP-Wert machen. Das kann unabhängig von der Zeitdauer geschehen, die Sie auf Atemreduktionsübungen aufwenden. Der beste Weg, um Ihren KP-Wert zu erhöhen, ist körperliches Training. Wenn Ihr KP-Wert hartnäckig stagniert, schränken Sie zudem Ihren Nahrungsmittelkonsum ein, um den KP-Wert schnell weiter zu erhöhen.

Sobald Sie einen KP-Wert von 40 Sekunden erreicht haben, wird Ihr Geist merklich ruhiger sein. Die Aufmerksamkeit, die Sie Ihrem Atem während der Atemreduktion geschenkt haben, spielt dabei auch eine wichtige Rolle.

In unserer westlichen Gesellschaft konkurrieren Werbung, soziale Medien und vielfältige Informationen um unsere Aufmerksamkeit. Achten Sie auf sich selbst, um trotz dieser Reizüberflutung eine Veränderung herbeizuführen. Ihr Körper besteht nicht nur aus Ihrem Kopf! Er ist ein Ganzes, von Ihren Zehenspitzen bis zum Scheitel. Verteilen Sie Ihre Energie angemessen und holen Sie sich zurück, was Ihnen rechtmäßig zusteht: die Macht über Ihren eigenen Geist.

Meine persönliche Erfahrung

Sobald Ihr Geist ruhig ist und Sie aufhören, sich ständig abzumühen, wird sich alles wie von selbst fügen.

Solch eine Versprechung liest man in vielen Selbsthilfebüchern. Auch ich bin von Zeit zu Zeit darüber gestolpert. Aber ich habe dem viele Jahre lang keine Beachtung geschenkt, weil es allem, was man mir im Laufe meines Lebens beigebracht hat, diametral entgegenläuft: Man hat mir beigebracht, dass man alles, was im Leben einen Wert hat, nur durch Kampf, Schweiß und harte Arbeit erreicht.

Wenn ich auf mein Leben in den 1990er-Jahren zurückblicke, kann ich nur sagen: Es war eine absolute Katastrophe. Heute fühle ich mich wie in einem anderen Leben. Ich war ein chronischer Mundatmer, was in schwerem Atmen und regelmäßigem Seufzen gipfelte. Ich war ein totaler Grübler und habe unablässig nachgedacht. Ich habe überlegt und überlegt. Ich war davon überzeugt, dass ich etwas sehr Nützliches tat – auf diese Weise würde ich Ergebnisse erzielen, vorankommen und es im Leben zu etwas bringen.

1992 ergatterte ich einen Studienplatz am Trinity College in Dublin. Alles lief gut, bis zum dritten und vierten Jahr. Mir war bewusst, wie entscheidend diese Jahre waren, und mein Ziel war es, sie zu überstehen, ohne irgendwo durchzufallen. Ich wollte unbedingt am Ende meinen akademischen Grad erlangen. Das Ergebnis war, dass ich jeden wachen Moment dieser zwei Jahre damit verbracht habe, über die Examen, meine Ergebnisse, den Tag des Studienabschlusses, meinen Job nach dem Studium und so weiter nachzudenken. Gott allein weiß, wie viele Male mir dieselben Gedanken durch den Kopf gegangen sind – es waren wahrscheinlich Millionen Male. Ich habe mein drittes und viertes Studienjahr auf einen ständigen Kampf reduziert, der darauf ausgerichtet war, das Studium erfolgreich zu Ende zu bringen. Ich war ängstlich und gestresst. Und ich habe alle diese Gefühle selbst verursacht! Kein anderer übte in irgendeiner Weise Druck auf mich aus. Ich tat mir das alles selbst an, im Glauben, das würde mir helfen, es zu schaffen. In vielerlei Hinsicht habe ich zwei Jahre meines Lebens komplett verpasst, weil ich jeden Moment nur darauf reduziert habe, welche Möglichkeiten er mir böte, mein Ziel zu erreichen.

Ich lernte sehr intensiv für die Examen und verbrachte viel unproduktive Zeit in der Bibliothek. Ich arbeitete hart, ging aber nicht besonders klug vor. Meine Merkfähigkeit ging angesichts meiner ohnehin schon exzessiven Gedankenaktivität deutlich zurück. Es ist schwierig, Platz für neue Informationen zu schaffen, wenn der Geist bereits überaktiv ist. In meinem Gedankenkarussell gab es nur wenige Lücken, durch die neue Informationen eindringen konnten.

In meinem ersten Job nach dem Studium arbeitete ich im mittleren Management eines US-amerikanischen Autovermieters. Uns wurde die komplette Unternehmensphilosophie eingehämmert. Ich war Anfang zwanzig, noch formbar und der ideale Kandidat, um aus mir einen erfolgreichen Angestellten zu machen. Nach einigen Monaten begann ich, den Job zu hassen. Ich hasste die Tatsache, dass Systeme und Computer uns alles diktierten und jeden unserer Schritte kontrollierten. Ich hasste den permanenten Druck, die Zielvorgaben zu erreichen und immer noch bessere Ergebnisse zu liefern. Ich hasste es, am Montagmorgen aufzuwachen und zu wissen, dass eine ganze Woche Arbeit vor mir lag.

Ich spielte das unablässig in meinem Kopf durch. Ich fand Gleichgesinnte in der Firma und wir sprachen darüber, für was für ein schreckliches Unternehmen wir arbeiteten.

Zwischen meinem 17. und meinem 26. Lebensjahr machte ich mir selbst das Leben zur Hölle, indem ich permanent über die Zukunft, das College, die Arbeit, die Notwendigkeit eines Hauskaufs und so weiter nachdachte. Aus irgendeinem Grund war ich fest davon überzeugt, dass dieses ganze Grübeln nützlich sei. In Wirklichkeit war es eine Art Folter, der ich mich selbst regelmäßig unterzog.

Zwei Dinge änderten schließlich mein Leben. Das Erste war, dass ich die Arbeit von Dr. Buteyko für mich entdeckte. Ich wechselte von der Mund- zur Nasenatmung und lernte, mein Atemzugvolumen auf ein normaleres Level zu bringen. Ich erlebte ein paar Hochs und Tiefs, aber das gehört zu diesem Prozess dazu. Die Anwendung der Buteyko-Atemtechnik hatte enorme Auswirkungen auf meinen Angstpegel. Zudem lichtete sich der Nebel in meinem Gehirn, mein Asthma ging zurück, ich hörte auf zu schnarchen und ich hatte deutlich mehr Energie. Ich hatte in den 15 Jahren davor nie so gut geschlafen wie in der ersten Nacht, in der ich meinen Mund mit einem Tape verschloss.

Der zweite Faktor, der mein Leben veränderte, war der Besuch eines Workshops, in dem es darum ging, den Geist zu beruhigen und das Leben wirklich zu leben. Ich kam aus diesem Workshop und ging die Grafton Street hinunter, eine der Haupteinkaufsstraßen von Dublin. Ich fühlte mich äußerst wach – alles war so klar und lebendig. Was ich sah und hörte, hatte eine Brillanz und Leuchtkraft, die vollkommen neu für mich waren. Es war, als hätte sich meine Wahrnehmung um ein Vielfaches verbessert. Ich war ruhig und entspannt und fühlte mich wohl. Ich wusste, dass ich auf etwas Wichtiges gestoßen war, aber ich hatte noch keine Ahnung, um was es sich handelte.

Am nächsten Morgen erwachte ich und war wieder bei meinem gewohnten Selbst angekommen, mit seinem unablässigen Rattern des Geistes. Es standen also ein paar Aufgaben an, und ich musste ein paar Ziele in Angriff nehmen. Was am Abend zuvor passiert war, war nur ein flüchtiger Blick darauf gewesen, wie es sein könnte, aber es genügte, um mein Leben verändern zu wollen.

Der Same war gesät worden. Ich beschloss, einen zweiwöchigen Kurs bei einem Lehrer zu besuchen, der sich intensiv mit dem Thema innere Stille befasst hatte. Nach diesen zwei Wochen war mein Geist von der Selbstquälerei, die ich so viele Jahre ertragen hatte, befreit. Es war nichts Neues hinzugefügt worden. Es war mir nun einfach nur möglich, die vielen Schichten meiner Konditionierungen und Gedanken aufzulösen.

Ich fühlte mich so viel friedvoller als je zuvor. Mit der Zeit intensivierte sich das Gefühl der Stille und der inneren Körperenergie sogar noch.

Als ich nach den zwei Wochen nach Hause zurückkehrte, war eine schwere Last von mir abgefallen. Zum ersten Mal realisierte ich, dass mein alptraumhaftes Leben das Resultat meiner eigenen Gedanken gewesen war. Nach ein paar Monaten nahm die Intensität dieses Gefühls ab, aber die innere Stille blieb. Ich setzte meinen Weg fort, beobachtete meinen Geist, folgte meinem Atem und hielt die Ruhe in meinem Kopf aufrecht. Ich gewöhnte mir an, alle paar Tage von meinem Zuhause aus zum Phoenix Park in Dublin zu fahren, wo ich eine Stunde in der Stille der Natur sitzen konnte.

Nachdem sich meine Gesundheit durch die Buteyko-Atmung so grundlegend verbessert hatte, dass es mein ganzes Leben verändert hatte, beschloss ich, mich selbst in der Methode ausbilden zu lassen. Im März 2002 war es geschafft: Ich war ein zertifizierter und vom Begründer der Methode, Professor Buteyko, zugelassener Fachmann. Ich begann in Irland Buteyko-Kurse zu geben und erfuhr dafür innerhalb von zwei Jahren beachtliches Medieninteresse und öffentliche Aufmerksamkeit. Heute führt mich meine Arbeit um die ganze Welt. Ich habe sieben

Bücher geschrieben, die sich gut verkaufen und mit denen ich Zehntausende von Menschen erreicht habe.

2005 habe ich meine Liebste Sinead geheiratet, und wir haben uns ein Stone Cottage in einem sehr abgelegenen und wunderschönen Teil von Connemara im County Galway gekauft. Das Haus liegt inmitten der Stille. Wir haben keine direkten Nachbarn und genießen absolute Ruhe.

Ich bin zwar nicht reich geworden, aber ich habe auch keinerlei Geldsorgen. Was ich gewonnen habe, ist eine hervorragende Lebensqualität. Ich lebe mit einem wunderbaren Menschen in einem wunderbaren Umfeld, und ich liebe meine Arbeit. Selbst wenn ich morgen im Lotto gewinnen würde, würde ich weiter das tun, was ich jetzt tue. Ich habe das Hamsterrad verlassen und bin selbst für mein Schicksal verantwortlich. Ich führe ein Leben ohne Stress und bin der aufrichtigen Meinung, dass kein Geld der Welt das aufwiegen kann.

Natürlich ist alles im Leben Veränderungen unterworfen. Ich war ein bisschen gestresst, als ich mich bei der Renovierung unseres Cottages mit Baufirmen aus der Gegend herumschlagen musste, die mich übers Ohr hauen wollten. Mein Vater starb 2005 relativ unerwartet, und ein paar Jahre vorher hätte ich um ein Haar meinen Bruder verloren. Allerdings bin ich mit diesen Erlebnissen viel besser zurechtgekommen, als ich es früher gekonnt hätte. Ich kann mir nicht vorstellen, wie ich sie hätte bewältigen können, wenn ich noch mein altes Leben gelebt hätte.

Warum ich Ihnen das alles erzähle? Es geht mir darum, Ihnen zu erklären, dass mein Leben in den letzten zehn Jahren so viel einfacher geworden ist und ich weit mehr Freude daran hatte als jemals zuvor. Dabei waren die einzigen Dinge, die ich anders gemacht habe, meine Atmung zu korrigieren, meine Gedankenaktivität zu reduzieren und mich mit dem Leben zu verbinden. Statt mich abzustrampeln und nach Erfolg zu streben, ist mir das Leben zu Hilfe gekommen.

Das mag für viele Leser eigenartig oder esoterisch klingen, und ich kann selbst nicht sagen, wie das geht. Es ergibt nach den Maßstäben der Logik keinen Sinn, und in unserer Welt beruht das meiste auf Logik. Ich mache mir darüber nicht allzu viele Gedanken. Alles, was ich weiß, ist, dass mein Leben sich auf eine wunderbare Weise um mich herum entfaltet hat, sobald ich meine Gedankenaktivität bewusst zurückgefahren habe. Alle möglichen hilfreichen Dinge sind passiert. Mir sind die richtigen Leute über den Weg gelaufen. Ideen sind mir in den Sinn gekommen. Sobald ich dem Leben einfach seinen Lauf ließ, ohne alles ständig durch exzessives Denken kontrollieren zu wollen, wusste ich auf einmal, was zu tun ist.

Das können Sie auch!

> Die meisten Menschen gehen in einer Art Dämmerzustand durchs Leben. Sie sind mit ihrer Aufmerksamkeit immer in ihrem Kopf. Wenn die Aufmerksamkeit im Kopf ist, ist es nicht möglich, sich ganz mit dem Leben zu verbinden. Diese Menschen laufen »auf Autopilot«, führen ein Leben, das auf dem Unsinn beruht, den ihr unkontrollierter Geist produziert, und auf den Gedanken und Meinungen anderer. Wenn Sie mit Ihrer Aufmerksamkeit ganz bei Ihrem Atem und Ihren Sinneswahrnehmungen sind, wenn Sie völlig in Ihren Körper hineinspüren, dann sind Sie frei. So einfach ist das. Sie verstärken dann nicht länger den gedanklichen Irrsinn. Steigen Sie aus dem Gedankenkarussel aus und leben Sie Ihr Leben.

Übungstagebuch

Datum															
Uhrzeit															
Puls															
KP-Wert															
4 Minuten Atemreduktion															
KP-Wert															
4 Minuten Atemreduktion															
KP-Wert															
4 Minuten Atemreduktion															
KP-Wert															
4 Minuten Atemreduktion															
KP-Wert															
4 Minuten Atemreduktion															
Puls															

Machen Sie jeweils eine Minute Pause, bevor Sie den KP-Wert messen.

Datum	**Uhrzeit**	Puls	KP-Wert	4 Minuten Atemreduktion	KP-Wert	4 Minuten Atemreduktion	KP-Wert	4 Minuten Atemreduktion	KP-Wert	4 Minuten Atemreduktion	KP-Wert	4 Minuten Atemreduktion	Puls

Quellen

1 Demeter, S. L., Cordasco, E. M.: »Hyperventilation syndrome and asthma«. In: *Am J Med* 1986; 81 (6): 989–994

2 Chaitow, L., Bradley, D., Gilbert, C.: *Multidisciplinary approaches to breathing pattern disorders*. Elsevier Churchill Livingstone, 2002

3 Gibbs, D. M.: »Hyperventilation induced cerebral ischemia in panic disorder and effects of nimodipine«. In: *Am J Psychiatry* 1992; 149 (11): 1589–1591

Ball, S., Shekhar, A.: »Basilar artery response to hyperventilation in panic disorder.« In: *Am J Psychiatry* 1997; 154 (11): 1603–1604

4 Balestrino, M., Somjen, G. G.: »Concentration of carbon dioxide, interstitial pH and synaptic transmission in hippocampal formation of the rat«. In: *J Physiol* 1988; 396: 247–266

Huttunen, J., Tolvanen, H., Heinonen, E., Voipio, J., Wikstrom, H., Ilmoniemi, R. J., Hari, R., Kaila, K.: »Effects of voluntary hyperventilation on cortical sensory responses. Electroencephalographic and magnetoencephalographic studies«. In: *Exp Brain Res* 1999; 125 (3): 248–254

5 Rakhimov, A.: *Wieder natürlich atmen*. Norderstedt: BoD, 2013

6 Fried, R.: *The hyperventilation syndrome: research and clinical treatment.* Johns Hopkins University Press, 1987

7 Lum, L. C.: »Hyperventilation: the tip and the iceberg«. *J Psychosom Res* 1975; 19: 375–383

8 Lynch, T.: *Prozac me.* Monmouth: PCCS Books, 2004

Über den Autor

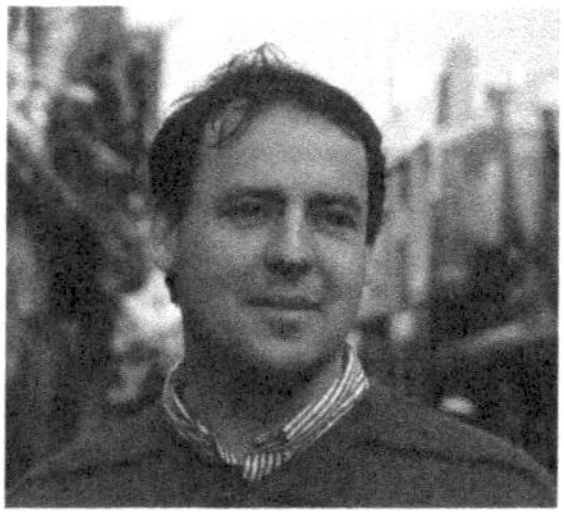

Da er selbst über 20 Jahre lang an Asthma und anderen Atemstörungen litt, ist Patrick McKeown das Thema Atmen ein großes persönliches Anliegen. 2002 schloss er seine Ausbildung in der Buteyko-Methode, einem Verfahren der Komplementärmedizin zur Behandlung obstruktiver Atemwegserkrankungen, an der Buteyko-Klinik in Moskau ab. Heute ist er Leiter der Asthmacare-Klinik und Mitglied mehrerer medizinischer Gremien und Gesellschaften. Er gibt weltweit Workshops und Vorträge zum Thema Atemstörungen und lehrt die Buteyko-Methode. Außerdem hat er bereits mehrere Bücher geschrieben, die in über zehn Sprachen übersetzt wurden, darunter der Bestseller *Erfolgsfaktor Sauerstoff* (riva 2018). Weitere Infos zur Buteyko-Methode finden Sie auf der Website www.buteykoclinic.de.

Danksagung

Bei der Entstehung dieses Buches waren mir eine Reihe von Menschen behilflich: Ich danke Karen Kolb, Joseph Lawlor, Valerie Kerr, Eileen O'Connor und Kevin Kelly für ihr Feedback und ihren Input. Ein besonderer Dank geht an Louise George für ihre detaillierte Analyse und ihre Vorschläge. Zu großem Dank verpflichtet bin ich auch Aurora Pérez Machío, Tracy und Rebecca Burgess, die an den Texten und der Gestaltung der englischen Ausgabe mitgearbeitet haben. Außerdem möchte ich all denjenigen danken, die in den vergangenen Jahren meine Kurse besucht haben. Meinen Kollegen, insbesondere Tom Herron, Linda Meads, Peter Kolb, Alex Spence, Artour Rakhimov und Chris Bauman, danke ich für ihren Beitrag zur Verbreitung der Buteyko-Methode in der westlichen Welt. Und zu guter Letzt: Danke, Sinead, für dein Lächeln.